DE

L'ECTOPIE DE LA RATE

PAR

Émile LIEFFRING

Docteur en médecine de la Faculté de Paris

PARIS

G. STEINHEIL, ÉDITEUR

2, RUE CASIMIR-DELAVIGNE, 2

1894

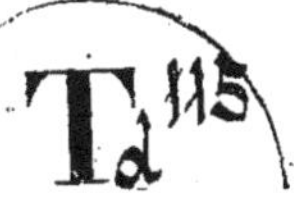

DE

L'ECTOPIE DE LA RATE

IMPRIMERIE LEMALE ET Cie, HAVRE

DE

L'ECTOPIE DE LA RATE

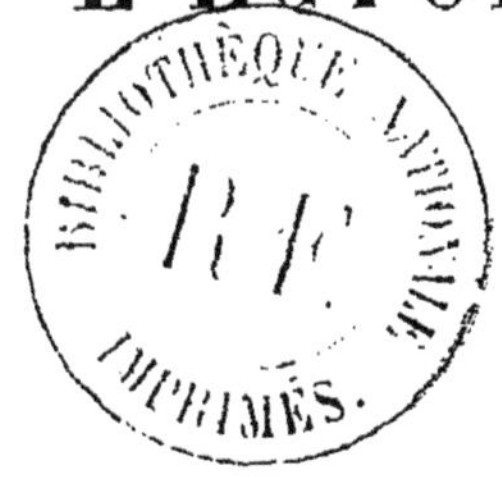

PAR

Émile LIEFFRING

Docteur en médecine de la Faculté de Paris

PARIS

G. STEINHEIL, ÉDITEUR

2, RUE CASIMIR-DELAVIGNE, 2

1894

DE

L'ECTOPIE DE LA RATE

CHAPITRE PREMIER

Aperçu historique.

L'histoire de la rate ectopique se divise nettement en deux périodes, l'une clinique, l'autre chirurgicale. Dans la première, les auteurs consignent scrupuleusement les données de l'observation recueillies soit au lit du malade, soit au cours des autopsies ; ils analysent les faits, les interprètent, et s'efforcent d'opposer la thérapeutique la plus rationnelle aux manifestations morbides déterminées par le déplacement de la glande splénique.

Lorsque commence la période chirurgicale le terrain est déjà depuis longtemps préparé par de nombreuses données expérimentales, par les résultats de splénectomies heureuses pratiquées chez l'homme, pour motiver l'extirpation de l'organe déplacé, intervention dont les succès devaient contraster d'une façon surprenante avec les tentatives infructueuses antérieures.

La connaissance de la rate ectopique remonte déjà à une époque éloignée. Riolan (*Manuel anatomique et pathologique,* 1672. Lyon, p. 210) nous en donne une preuve évidente :

« La ratte change quelquefois de place quand ses ligaments sont relaschés, « soit que son propre poids l'attire embas, soit que ce qui la soustient étant « rompu elle tombe et descende jusques au bas du ventre, ce que j'ay

« remarqué quatre fois et qui peut estre cause que les médecins se trom-
« pent, principalement dans les femmes, où il semble que leur nature soit
« squirrheuse et ait une extraordinaire dureté, ou qu'elle soit remplie
« d'une mole, se prenant aussi aux hommes pour une tumeur des glandes
« du mésentère, en forme du stéatome.

« L'on a veu quelquefois l'un des deux reins tomber de cette sorte, mais
« il est facile de distinguer l'un d'avec l'autre, car quand le rein est tombé
« la tumeur paroist ronde estant beaucoup plus longue quand c'est la ratte
« qui est tombée, et l'on reconnoist aussi en ce temps que l'endroit où elle
« doit être naturellement placée, se rencontre estre vuide. Que si cette
« tumeur est mobile et change de place comme elle est au commencement
« du mal, l'on peut facilement remettre la ratte ou le rein dans son lieu
« naturel, duquel ils sont partis; autrement, si cela dure plus de six mois
« ils s'attachent si fortement au péritoine au devant, au fonds de la vessie,
« aux boyaux, et mesmes à la matrice aux femmes, qu'il est nécessaire que
« ces parties pourrissent en ce lieu, ce qui arrivera bien plutost si l'on use
« de médicaments qui amolissent ou pris par le dedans ou appliquez au
« dehors.

« L'on peut allonger la vie pour quelque temps en saignant le malade de
« temps en temps, et soustenant par quelque brayer ou bandage propre
« l'endroit où paroist la tumeur.

« L'on demande, s'il est à propos de brûler la ratte avec un fer chaud
« quand elle est plus grosse qu'elle ne doit estre, ou qu'elle est tombée
« hors de sa place comme cy-dessus. Mon advis est que cela est très dange-
« reux, encore que quelques écrivains, de ceux qui ont escrit des maladies
« des chevaux, nous assurent qu'il a fort bien réussi en des chevaux et
« mesme en quelques esclaves sur lesquels ils ont bien voulu faire l'expé-
« rience de cette opération, quoyque remplie d'une très grande cruauté. »

Lieutaud (obs. 916) n'est pas moins explicite : « Tumor sinistri lateris
« in dies incrementum sumit cum gravitate et mobilitate singulari adeo
« ut decumbens in alterutrum latus, corpus quoddam durum in ventre
« cavo de loco in locum moveri manifeste sentiret; animalculum ventrem
« pererrare credens. Secto cadavere repertus fuit lien insignus admodum
« magnitudinis latus sinistrum et totum epigastrium occupans. Laxatis
« ligamentis pendulus herebat adeo ut pro varia corporis agitatione diverso
« modo moveri potuerit. »

Morgagni rapporte un cas d'autopsie de Manfredius, 1718, où la rate était logée dans la région inguinale droite reliée à l'estomac par une corde de deux pouces de longueur ; il observa lui-même sur le vivant une rate qui nageait dans toute la cavité abdominale, « natantem per totam ventris cavitatem » ; la tumeur pesait 3 livres et mesurait cinq doigts d'épaisseur et douze de diamètre.

Une observation de Cruveilhier présente un intérêt tout particulier par l'erreur à laquelle elle prêta ; la rate avait subi une sorte de luxation et s'était portée à droite, en suivant l'estomac et le comprimait à la région pylorique de manière à être prise pour un cancer par les vomissements incoercibles qu'elle déterminait.

La relation de toutes ces observations se trouve résumée dans un mémoire de Küchenmeister (Die Wandermilz. *Ztschr. f. Chir. und Geburst.*, 1864, 323, 372, 420), un des premiers travaux consciencieux sur la question.

Dans cette monographie déjà la splénectomie dans les déplacements de la rate est nettement formulée. Elle est pour ainsi dire l'expression du stade de transition de la période clinique à la période chirurgicale.

Nous serons très bref sur cette dernière, car au chapitre du traitement nous verrons comment elle se confond avec l'histoire de la splénectomie en général.

Elle commence véritablement avec l'opération heureuse de Martin (13, VI, 1877). A partir de cette date les splénectomies pour ectopie splénique se multiplient avec des résultats qui jusqu'à ce jour ne se sont pas démentis. L'année 1885 compte 3 succès, l'année 1886 en enregistre 5 autres et la progression augmente aussi prospère que féconde.

L'ectopie splénique en un mot, sortie du domaine médical, est devenue définitivement une affection chirurgicale.

CHAPITRE II

Définition.

Par rate ectopique, nous entendons toute rate saine ou pathologique qui, d'une façon acquise ou congénitale, a perdu définitivement ou peut perdre temporairement tout rapport avec sa situation, sa région anatomiques.

Cette définition a l'avantage, à notre avis, d'une conception générale, appuyée sur une donnée anatomique précise : à savoir la connaissance de la région splénique, et non sur des symptômes plus ou moins variables, quelquefois même inconstants. Sans doute, les rates déplacées complètement de leur siège anatomique jouissent habituellement d'une très grande mobilité, mais ce signe, pour être très fréquent, ne laisse point de faire défaut : dans certaines circonstances bien déterminées il se produit un enclavement, une fixation adhésive de la glande dans le petit bassin.

C'est peut-être pour n'avoir pas eu toujours présentes à l'esprit de semblables conditions que le chirurgien égaré par une terminologie inexacte s'est laissé détourner dans la voie du diagnostic.

Aux noms multiples qu'on a donnés à l'affection qui nous occupe : *Rate mobile, Wandermilz* (rate voyageuse), *milza migrante* (rate migratrice), etc., nous proposons de substituer définitivement celui d'Ectopie, déjà employé, d'ailleurs, par nombre de chirurgiens.

La rate, en raison de sa mobilité normale, de ses rapports anatomiques avec les différents organes qui l'environnent, est sujette à une série de déplacements continuels, physiologiques. Des tumeurs de voisinage, des collections liquides dans les cavités viscérales (pleurésie, ascite, etc.), peuvent arriver à déloger la rate d'une certaine façon. Ces déplacements passifs, secondaires, comme les précédents ne sauraient entrer dans le cadre de notre sujet. Qu'il nous suffise de les avoir signalés.

Avant d'aller plus avant il nous est utile de rappeler rapidement quelques points d'anatomie de la rate indispensables à l'intelligence de chacune des parties de l'affection que nous étudions.

CHAPITRE III

Anatomie de la Rate.

Nous envisagerons rapidement avec M. Sappey la situation, les moyens de fixité, le volume, le poids, la consistance, la forme et les rapports de la rate ; autant de notions qui trouveront ultérieurement leur application.

Quelques considérations sur l'examen physique de la glande splénique et de sa région nous serviront d'introduction naturelle à l'étude pathologique proprement dite.

A. — **Situation et moyens de fixité.** — La rate est située profondément dans l'hypocondre gauche entre la grande tubérosité de l'estomac et la voûte diaphragmatique au-dessus du mésocôlon descendant, au-devant de la capsule surrénale gauche et du rein sous-jacent qu'elle recouvre en partie ; on la voit rarement plus bas que la dernière côte.

Elle est maintenue dans sa position, comme les différents organes de la cavité abdominale, par des replis que forme le péritoine en passant de sa surface sur les parties voisines. Ils sont au nombre de quatre : l'épiploon gastro-splénique, le ligament phréno-splénique, le ligament pancréatico-splénique et enfin une sorte de petit sac séreux qui reçoit l'extrémité inférieure de la rate.

Ces différents replis, habituellement suffisants pour maintenir en place la rate tout en lui laissant une grande mobilité, sont susceptibles de perdre leur résistance, de s'allonger et de permettre à la glande de quitter la place anatomique. Il peut s'ensuivre, dès lors, en raison du poids de la rate, des tiraillements, des déplacements des organes sur lesquels ces dédoublements péritonéaux se continuent et une série de symptômes morbides que nous aurons à étudier.

1° Le ligament gastro-splénique est le plus considérable, il va du grand cul-de-sac de l'estomac au hile de la rate ; il est vertical, de sorte qu'un de ses feuillets regarde en avant et un peu à gauche et l'autre en arrière et un peu à droite. Arrivés au hile, ces deux feuillets s'écartent pour tapisser la rate. Entre les deux lames péritonéales on trouve du tissu lamello-graisseux, les vaisseaux et nerfs spléniques et les vaisseaux courts.

2° Le ligament phréno-splénique ou suspenseur de la rate, de forme triangulaire, plus étroit en haut, plus large en bas, descend verticalement de la partie la plus élevée du pilier gauche du diaphragme sur la partie postérieure de la tête de la rate. Dans son épaisseur on trouve un petit rameau de l'artère diaphragmatique gauche qui s'étend jusqu'aux enveloppes de la rate.

3° Le ligament pancréatico-splénique s'étend de la queue du pancréas à l'extrémité inférieure de la rate à la manière d'un pont membraneux. Ce repli qui, d'ailleurs, manque fréquemment quand la queue du pancréas, arrive jusqu'au hile de la rate, ne jouit que d'une très faible importance en raison de ses attaches à des organes dépourvus de toute fixité.

4° Le petit sac séreux destiné à recevoir l'extrémité inférieure est formé de deux lames adossées qui se continuent supérieurement et s'écartent inférieurement. Le bord supérieur de ce sac séreux est concave. Il s'attache par son extrémité droite avec le mésocôlon transverse. La cavité qu'il circonscrit est destinée à recevoir l'extrémité inférieure du viscère qu'elle soutient d'une manière plus ou moins efficace.

B. — **Volume. Poids. Consistance.** — La connaissance du volume et des dimensions de la rate normale nous est d'une certaine valeur dans l'appréciation de la tumeur ectopique que nous sommes appelé à examiner, à diagnostiquer.

Sappey donne les chiffres moyens suivants pour l'âge moyen :

Longueur = 12 centim. — Largeur = 8 centim. — Épaisseur = 3 centim.

Le volume de ce viscère varie suivant les individus.

Son poids moyen est d'environ 195 grammes. La consistance de la rate est remarquable par la mollesse de son parenchyme et sa friabilité. Rarement, comme nous le verrons, nous aurons l'occasion de constater cette consistance normale dans le cas d'ectopie de la rate, cet organe présentant le plus souvent, en cette circonstance particulière, une dureté et une fermeté tout spéciales.

C. — **Forme et rapports.** — La plupart des chirurgiens qui ont eu à opérer des rates ectopiques se sont appliqués à bien constater à l'aide des diverses méthodes d'investigation et à relater tous les détails de forme de la tumeur à laquelle ils avaient affaire. C'est qu'en effet la configuration d'une rate même hyperplasiée rappelle souvent celle d'une glande saine ; et si déjà nous disons qu'il est des rates ectopiques peu ou pas modifiées dans leur forme, on comprendra toute l'importance de la connaissance de cette dernière.

D'une configuration peu régulière, la rate affecte quelquefois une forme plus ou moins arrondie, ou prismatique et triangulaire ; mais, en général, elle est allongée de haut en bas et aplatie de dehors en dedans, de telle sorte qu'on peut la comparer à un segment d'ellipsoïde coupé suivant son grand axe : mode de conformation qui permet de lui distinguer deux faces, deux bords et deux extrémités.

La *face externe*, convexe, unie, répond à la concavité du diaphragme qui la sépare de la partie la plus inférieure du poumon gauche et sur un plan plus éloigné des neuvième, dixième et onzième côtes.

La *face interne* légèrement concave ou à peu près plane est formée quelquefois de deux plans qui se réunissent à angle obtus. Une série de trous échelonnés de haut en bas sur une même ligne la divisent en deux parties, une, antérieure, un peu plus grande, et l'autre, postérieure. Ces trous qui livrent passage aux vaisseaux et nerfs constituent le hile de la rate. Ils sont disposés d'une manière assez irrégulière ; on en compte de 6 à 8 ou 10.

Toute la portion de la face interne qui est située au-devant de l'espèce de scissure produite par leur succession, regarde la grosse tubérosité de l'estomac sur laquelle elle s'applique dans l'état de plénitude. Celle qui est située en arrière de la scissure ou du hile se trouve en rapport avec l'arrière-cavité des épiploons, avec le pilier gauche du diaphragme qui la sépare de la colonne vertébrale et la queue du pancréas.

Le *bord antérieur*, convexe et mince, répond à la grosse extrémité de l'estomac, le *postérieur* beaucoup plus épais, arrondi transversalement, presque rectiligne dans le sens vertical, repose sur la partie supérieure du rein gauche et de la capsule surrénale gauche. On observe quelquefois sur l'un et l'autre, mais plus souvent sur l'antérieur, *une ou plusieurs scissures* de profondeur variable, tantôt perpendiculaires à leur direction, tantôt obliquement dirigées. Ces scissures peuvent se prolonger sur les deux faces ou seulement sur l'une d'elles.

L'*extrémité supérieure* de la rate, plus volumineuse en général, d'où sans doute le nom de tête que lui donnaient les anciens, correspond au diaphragme.

L'*extrémité inférieure* ou queue de la rate est reçue dans le petit sac séreux ; elle semble reposer sur le mésocôlon descendant et sur l'intestin qu'entoure ce pli péritonéal.

CHAPITRE IV

Exploration de la région splénique et de la rate normale.

Palpation. — La rate normale est difficilement appréciable au palper : à ce sujet Leichtenstern *(Physikalisch diagnostiche Bemerkung zu v. Luska's Lage der Bauchorgane des Menschen, Separatadbruck aus Goschen's Deutscher Klinik,* 1873), attire l'attention sur une cause d'erreur importante. En effet, le malade étant dans le décubitus latéral droit, les parois abdominales étant relâchées dans la mesure du possible par de profondes inspirations, si l'on insinue la main exploratrice sous le rebord des fausses côtes, on arrive le plus souvent à sentir l'entre-croisement des digitations du diaphragme avec celles du muscle transverse, en état de contraction. Cette sensation pour un observateur non expérimenté peut être prise pour la perception de l'extrémité antérieure de la rate.

Percussion. — Malgré les nombreux travaux sur ce moyen d'exploration on ne peut nier que ce mode d'examen offre encore de grandes difficultés. Celles-ci résultent surtout de la petitesse de l'organe qui n'a environ que trois centimètres d'épaisseur et qui, par suite, ne peut donner une grande matité. En général on aura recours à une percussion assez forte en raison des organes sonores ambiants ; on pourra se servir dans ce but du marteau de Wintrich et du plessimètre de Seitz. Certains auteurs préfèrent la percussion digitale.

Quant à la position à donner au malade, elle est des plus variables selon les auteurs.

Schuster, qui s'est occupé spécialement de l'exploration splénique dans sa thèse inaugurale, préfère la position en diagonale (« Diagonallage », c'est-à-dire une position intermédiaire entre le décubitus dorsal et latéral droit).

La délimitation de la zone de matité qu'on obtient alors est représentée par un schema de Weil (fig. 2) construit d'ailleurs d'après la figure n° 1.

Le malade étant placé dans le décubitus dorso-latéral intermédiaire et respirant naturellement, Mosler commence par rechercher sur la ligne axiliaire le bord antérieur de la rate qui est appréciable en avant de la ligne axillaire postérieure, car c'est là le point où l'on saisit le plus nettement la différence de sonorité. Comme la partie supérieure de la rate recouverte par le poumon même en expiration forcée n'est pas perceptible à la percussion, on ne peut dans la partie postérieure du thorax déterminer

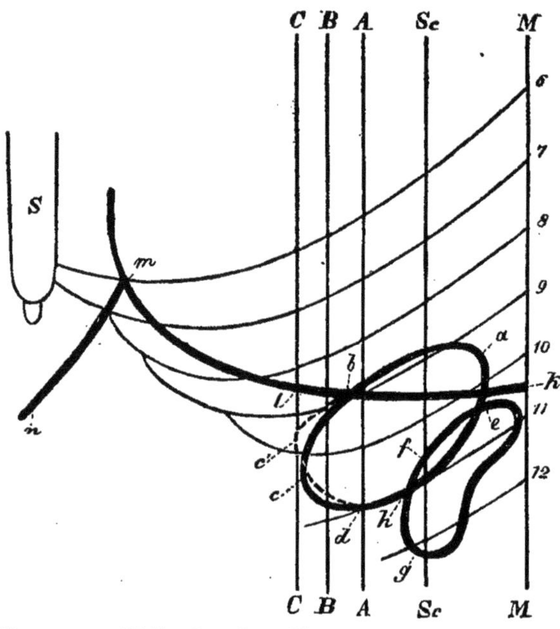

Fig. 1 — *S*, Sternum. — *M*, lig. dorsale médiane. — *Sc*, lig. scapulaire.— *A*, lig. axillaire post. — *B* moyenne. — *C*, ant. — *6* à *12*. Côtes. — *a b c d*, configuration de la rate ovale. — *a b c d*, conf. rhomboïdale. — *e f g*, bord convexe externe du rein gauche. — *l b c*, angle spléno-pulmonaire. — *d h g*, angle néphro-pulm. — *k l m*, bord inf. du poumon gauche. — *mn*, bord du lobe gauche au foie, d'après Mosler. *Ziemssen Handbuch der Pathologie*, v. 8. Maladie des appareils chylo-poiétiques, 2, p. 49, 1875).

de limite réelle à cette partie de la rate et on ne commence à avoir de la matité en cette région qu'au niveau de la limite spléno-pulmonaire, c'est-à-dire à la hauteur des dixième et onzième côtes.

Conradi (th. Giessen, 1868) et Piorry prétendent que dans quelques cas on peut fixer l'étendue de la rate recouverte par le poumon.

Weil percute d'abord près de la colonne vertébrale (in *M.M.*, fig. 2) puis sur la ligne scapulaire (*Sc. Sc.*) puis sur les lignes axillaires, postérieure (*A.A.*), moyenne (*B.B.*) et antérieure (*C.C.*) obliquement de haut en bas. Il trouve alors sur ces lignes les points *a*, *b*, *c*, *d*, *e*, transition de la sonorité pulmonaire à la matité splénique. Ces points se laissent réunir par une ligne correspondant au bord inférieur du poumon. Cette ligne parcourt près de la colonne vertébrale le dixième espace intercostal, sur la ligne scapulaire, le neuvième, sur la ligne axillaire moyenne, le huitième ou la huitième côte suivant un trajet généralement horizontal ou légèrement convexe en bas; à partir de la ligne axillaire antérieure, elle se

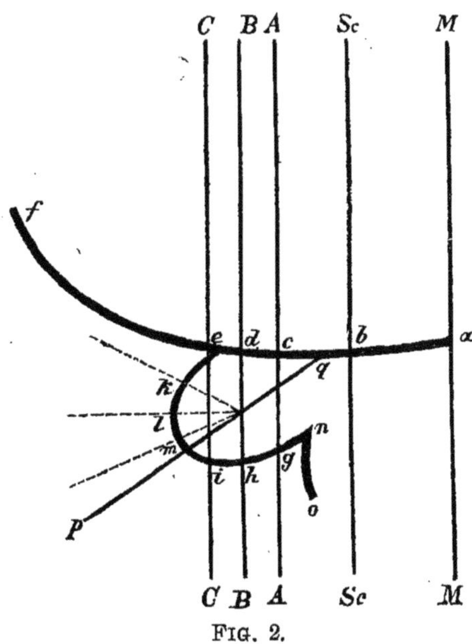

Fig. 2.

recourbe légèrement en haut et en avant pour atteindre, au niveau de la sixième côte, le bord antérieur du poumon.

Après avoir délimité le bord inférieur du poumon, Weil percute sur les lignes axillaires obliquement par en bas. Sur ces lignes, au-dessous du bord pulmonaire, on trouve de la sonorité ou de la matité qui, en les points *g*, *h* et *i* fait place à un son clair, tympanique. En percutant suivant les lignes pointillées on obtient les points *k*, *l*, *m*, où commence la matité.

En réunissant ces divers points on obtient la figure représentée par le schéma n° 2. De *n* en *o*, la sonorité colique fait place à la matité de la région néphro-lombaire.

De cette description, il résulte nettement qu'il n'y a que l'extrémité antérieure et une partie de ses bords antérieur et postérieur qui soient appréciables à la percussion.

Il est bien entendu qu'il s'agit là de données obtenues sur un sujet normal en dehors de causes d'erreur pouvant résulter de modifications persistantes ou transitoires des organes voisins (emphysème pulmonaire réplétion, stomacale exagérée, coprostase au niveau de l'angle colique, etc.).

CHAPITRE V

Étiologie. Pathogénie.

Causes prédisposantes. — L'ectopie de la rate, pour n'être pas une affection fréquente, n'est pas aussi rare qu'on pourrait le croire.

Le nombre de cas qu'il nous a été permis de recueillir au cours de nos recherches consciencieuses, est assez respectable. L'avenir sera plus fertile en observations, comme il est facile de le pressentir par le nombre que nous donnons des rates ectopiées opérées, pour ne citer que celles-là. Il existe aujourd'hui un mouvement manifeste vers l'étude des affections spléniques. Nous aurons ainsi un grand nombre de faits qui permettront de préciser beaucoup de données étiologiques.

La femme paraît particulièrement prédisposée à l'ectopie de la rate. C'est elle qui fournit presque exclusivement tout le contingent de nos observations et en particulier de celles qui se rapportent aux cas opérés, sur le diagnostic desquels il ne saurait y avoir de doute.

Pourtant l'homme n'en est pas exempt (Manfredius, obs. IIe part. 33) (Malacarne, obs. IIe part. 23) (Buss, obs. IIe part. 27) (Felici, obs. IIe part. 20) (Zucchi, obs. IIe part. 37).

Mais on peut dire que la femme est infiniment plus souvent atteinte que l'homme.

C'est en général à l'âge moyen de la vie, pendant la période sexuelle, de 20 à 40 ans, que s'observe cette affection. La première opérée de notre maître, M. le Dr Hartmann, avait 18 ans. L'opérée de Ceci (obs. Ire, part. 9) avait 17 ans. Les cas signalés au-dessous de cet âge sont rares.

Il est des malades qui reportent à leur première enfance l'existence de leur tumeur, cause de leurs accidents et en décrivent même toute l'évolution.

Il est curieux de voir au point de vue étiologique, l'analogie qui existe entre l'ectopie rénale et l'ectopie splénique.

Mann (*Deuts. med. Woch.*, 1891, p. 1033) signale un cas de splénoptose au cours d'une ptose généralisée, c'est là encore un point de rapprochement entre les deux affections.

L'ectopie de la rate peut être congénitale ou acquise. Elle peut passer longtemps inaperçue et ne pas déterminer d'accidents, mais elle est toujours une menace dans le cas de stase sanguine et d'hyperplasie (malaria).

Causes déterminantes. — L'ectopie acquise ne peut se produire sans une modification de l'appareil ligamenteux de suspension. La plupart des auteurs s'accordent généralement à reconnaître comme cause de cette dernière, une augmentation de volume de l'organe. La rate hypertrophiée et augmentée de poids exerce une traction continue sur ses ligaments qui s'allongent progressivement, jusqu'à ce qu'elle ait trouvé un point d'appui, soit dans la fosse iliaque ou le petit bassin. Si les ligaments sont résistants, les organes fixes sur lesquels ils prennent attache, sont entraînés par l'organe déplacé. La mégalosplénie est donc un facteur de l'ectopie splénique. Mais les différentes affections qui s'accompagnent d'hypertrophie de la rate ne doivent pas être incriminées au même titre. La malaria se place au premier rang. Nous la retrouvons, comme donnée étiologique, dans les deux cinquièmes environ de nos observations. Tantôt l'hypertrophie paludique seule explique le déplacement de l'organe et l'ectopie survient plus ou moins lentement, après un ou plusieurs accès. Tantôt des causes adjuvantes hâtent son action. C'est un traumatisme, un effort, un accouchement, qui vient ajouter à l'action du poids de la tumeur, soit en déterminant une rupture ou un relâchement des ligaments déjà sur le point de faillir. Dans ce cas, il se produit, pour ainsi dire, une chute aiguë, comme l'accusent les malades. Il en est en effet qui ressentent une sorte de rupture et s'aperçoivent immédiatement de l'existence d'une grosseur anormale dans la cavité abdominale. L'hypertrophie leucémique ou pseudo-leucémique et, en général, toute hypertrophie consécutive aux dyscrasies encore si peu connues du sang ne sont que rarement signalées. La raison en est peut-être due à la fréquence moins grande de ces maladies ou plutôt aux adhérences qui fixent la tumeur. Ce n'est là qu'une hypothèse, mais elle nous paraît vraisemblable d'après nos recherches.

Fehleisen (obs. Ire part. 12) rapporte un cas d'ectopie dans laquelle s'était développé un kyste hydatique. L'évolution des accidents fait admettre selon toute vraisemblance que la rate s'est mobilisée et déplacée par l'influence de ce dernier.

En général, une rate ectopiée est une rate augmentée de volume, mais il n'en est pas toujours de même et la rate peut avoir conservé, ou à peu près, son volume normal.

On est donc obligé d'admettre d'autres facteurs à l'ectopie.

Le traumatisme a une influence non douteuse, surtout quand il s'agit de violences directes sur la région splénique (chute, coups).

Il peut agir seul et par lui-même et l'effet est alors en rapport avec l'action ; il peut intervenir comme cause seconde quand il s'exerce sur un organe déjà altéré comme nous l'avons déjà fait remarquer (Rezek, obs. IIe part. 6).

La constriction lombo-costale due au corset a été invoquée, comme d'ailleurs pour le rein mobile.

Les diverses conditions qui ont pour résultat de modifier la pression abdominale peuvent agir sur la rate. Plusieurs observations montrent l'efficacité de cette pression qui s'exerce surtout dans l'effort thoraco-abdominal. Elle agit surtout pendant l'accouchement, alors que la paroi distendue et ramollie va subitement se relâcher en même temps que le plancher pelvien est insuffisant. Que dans ces conditions la parturiente soit obligée de se lever trop tôt ou de se livrer à ses travaux, toutes les causes de prolapsus splénique sont réunies et on comprendra pourquoi dans une certaine mesure cette affection est l'apanage presque exclusif de la femme.

Cette cause est d'autant plus efficace que les grossesses sont plus nombreuses et plus rapprochées. Dans nos observations la grossesse est signalée dans plus de la moitié des cas; le plus souvent il s'agit de multipares dont quelques-unes ont eu plus de six accouchements (Jemoli, obs. Ire part. 37).

La malaria et la grossesse coïncident quelquefois et s'associent dans leur influence pathogénique. Küchenmeister (*loc, cit.*) insiste sur cette influence de la grossesse. Sur 18 cas qu'il a réunis, deux fois il s'agit de jeunes filles. Trois fois il n'est pas parlé de grossesse.

Trois fois les malades étaient multipares avant l'apparition de l'affection. Une fois la tumeur apparut après la première grossesse, une fois pendant la grossesse (Ulmann, obs. IIe part. 7), une fois 17 jours après l'accouchement.

Toutes les causes que nous venons d'énumérer nous paraissent expliquer assez bien un grand nombre de cas d'ectopie splénique, mais elles ne suffisent pas à l'intelligence de tous les cas et c'est alors qu'il nous faut accepter une série d'explications plus ou moins théoriques.

La rate ectopiée, avons-nous dit, est habituellement augmentée de volume, mais si l'hypertrophie trouve le plus souvent sa raison d'être dans une affection préalable (malaria, leucémie, etc.), on est parfois obligé d'admettre qu'elle est secondaire et consécutive au déplacement lui-même. Ne trouvant pas alors d'explication objective à l'ectopie, on parle d'anomalie congénitale des ligaments et de faiblesse native des ligaments de débilité de la paroi abdominale et des appareils de fixité des organes splanchniques, d'entéroptose (observ. de Mann, *loc. cit.*), véritable affection générale, caractérisée par une mauvaise nutrition, une déchéance vitale, une véritable dystrophie spéciale portant sur la majorité même des tissus (Tuffier).

En résumé, l'hypertrophie, le traumatisme, les modifications de pression abdominale et l'insuffisance native des moyens de fixité, telles sont les grandes causes de l'ectopie splénique. Ces causes peuvent agir seules ou s'associer et concourir au même but.

CHAPITRE VI

Anatomie pathologique.

Descendant de la voûte diaphragmatique gauche la rate peut parcourir toute l'étendue de l'abdomen et venir occuper les points les plus éloignés de la fosse splénique. Elle occupe avec une prédominance toute particulière et bien facile à comprendre la moitié gauche de l'abdomen : elle peut d'ailleurs empiéter sur la moitié droite où elle prend quelquefois lieu d'élection (Manfredius, Coomans et Cnaep, obs. IIe, p. 33, 13). Le point terminal de sa course est généralement la fosse iliaque gauche. Mais on peut la trouver au détroit supérieur, plus ou moins enclavée dans le petit bassin. Dans le cas de Klein (obs. IIe p. 39), la face convexe inférieure correspondait à l'espace utéro-vésical, dans celui de Malacarne (obs. IIe, p. 23) elle était profondément enfoncée dans l'excavation pelvienne fortement adhérente à la vessie et au rectum. Metzges (obs. Ie, p. 25), la trouve engagée en partie et reposant sur la face antérieure de l'utérus et regardant par sa convexité le sacrum. Prochownick la prend pour un kyste du ligament large (obs. Ie, p. 8).

Dans une de nos observations inédites la malade étant placée sur le plan incliné dans la position élevée du bassin, on voit, au cours de l'opération, la tumeur émerger du bassin et se porter dans l'hypocondre gauche; dans l'autre elle se présente au niveau de la plaie opératoire, passant par l'ombilic.

D'après Bamberger, Morgagni et Ruysch on l'aurait rencontrée dans le sac d'une hernie inguinale gauche. Ces diverses positions ne sont pas complètement fixes mais sont susceptibles de se modifier selon les lois de la déclivité, en raison même du caractère de la tumeur, la mobilité. Mais très souvent la glande ectopiée contracte des adhérences avec les organes voisins qui contribuent à différents degrés à la limiter dans ses mouvements, même à l'immobiliser (Dietl, Coomans et Cnaep, Malacarne (obs. IIe, part. 4, 13, 23). Des adhérences à l'épiploon, à l'intestin, au péritoine pariétal sont fréquemment signalées. Tantôt elles sont de formation récente, lâches, celluleuses, faciles à rompre, comme dans le cas de torsion du pédicule.

Tantôt au contraire elles sont dures, résistantes, consécutives à un processus péritonique chronique, augmentant singulièrement les difficultés de l'intervention chirurgicale. Les ligaments ont perdu leur configuration anatomique et se transforment en un cordon de longueur et d'épaisseur variables, s'étendant de la tumeur dont ils forment le pédicule jusqu'à la région de l'hypocondre gauche; ordinairement plutôt long et épais, il peut être court et membraniforme (Metzges, Hartmann, obs. Ie, part. 25, 39), on l'aurait même trouvé si grêle que la rate semblait presque détachée. Voigtel cite, d'après Lieutaud, une observation de Cabriolus où à l'autopsie d'un homme mort de consomption on trouva la rate libre de toute attache, nageant dans la cavité abdominale.

Il ne semble pas y avoir de rapport entre sa puissance et le volume de la tumeur.

Son trajet présente une obliquité de gauche à droite plus ou moins accentuée suivant la position habituelle de cette dernière.

Il est formé habituellement par les vestiges des anciens replis péritonéaux, épaissis, sclérosés, parfois amincis et renferme dans son épaisseur du tissu cellulaire et les vaisseaux spléniques. Ceux-ci normalement parallèles au pancréas et en connexion intime avec lui, lorsque la rate s'ectopie, entraînent quelquefois avec eux la queue de la glande qui devient partie constituante du pédicule (Casini, obs. Ie, part. 15) (Helm et Klob, obs. IIe, part. 9). Ils sont généralement dilatés au point que la veine peut atteindre le volume de l'intestin grêle et l'artère le volume de la carotide primitive.

Cette ectasie vasculaire s'accompagne d'un épaississement des tuniques artérielles et veineuses. L'oblitération partielle des vaisseaux s'observe quand il s'agit d'un pédicule plus ou moins tordu depuis un certain temps. Celui-ci peut être très riche en vaisseaux. Signalons l'existence de petites rates supplémentaires, comme éléments constitutifs du tractus pédiculaire (Markoë, obs. Ie part. 36).

Souvent dans sa migration, la rate opère un mouvement de rotation autour de son axe horizontal : le pédicule subit alors un mouvement de torsion plus ou moins marqué dont le nombre de spires varie de 1 à 3 et demi, est une gêne plus ou moins marquée dans la circulation splénique et peut provoquer les symptômes les plus graves. Cet accident est cité dans les cas d'Albert, Prochownick, Lavrason, Gersuny, Penrose, Glascow, Sutton, Hartmann (obs. Ie part. 7, 8, 23, 24, 29, 31, 34, 38).

Si nous faisons le rapport pour les cas opérés nous voyons que sa fréquence est de 1 à 5.

Rokitansky, King, Helm, Quiquerez, Klein, Korte, etc. (obs. IIe, part. 34, 28, 9, 10, 39, 32), l'ont observé à l'autopsie.

La rotation se fait dans le sens de la marche des aiguilles d'une montre.

Lorsque le pancréas est entraîné, il s'enroule également et contribue à la constriction des vaisseaux. Selon que la torsion est plus ou moins accentuée, on observe une oblitération plus ou moins complète de la lumière des vaisseaux.

De là des thromboses des artères et des veines à la fois (Hartmann, obs. Ie part. 38) ou de certains vaisseaux seulement dont la résultante est l'apoplexie de la glande splénique entière ou la production d'infarctus diversement répartis dans le parenchyme (Körte, obs. IIe part. 32), le ramollissement, la dégénérescence granulo-graisseuse (Quiquerez, obs. IIe part. 10), la rupture (Penrose, obs. Ie part. 29), du parenchyme. Ultérieurement s'installe le processus de régression, l'atrophie. Dans les 3e cas de Rokitansky l'artère et la veine splénique étaient en partie oblitérées, la rate dégénérée avait le volume d'un œuf de dinde. Le tissu se présentait sous un aspect jaune rougeâtre de consistance pâteuse. En un point existait un amas de cholestérine.

Point n'est besoin d'une torsion du pédicule pour déterminer des altérations de l'organe ectopié. Le déplacement à lui seul suffit pour y amener des troubles circulatoires spéciaux que les Allemands désignent sous le nom de « Staungshypertrophie » dont les lésions histologiques sont d'ordre hyperplasique et portent surtout sur le tissu connectif. Cette congestion passive de l'organe peut aller jusqu'à la rupture capsulaire (Penrose) ou sous-capsulaire (Spencer Wells, obs. Ie part. 21). Cette dernière se produira d'autant plus facilement que la glande altérée a perdu ses propriétés d'élasticité parenchymateuse et de résistance et qu'elle peut être sous la dépendance d'une affection hémophilique. Les tumeurs abdominales s'accompagnent souvent d'ascite qu'on a diversement interprétée (irritation du péritoine, compression, etc.). La rate ectopiée ne fait point exception et on observe parfois un épanchement séreux au cours de la rate mobile (Albert, Hartmann, Gersuny, obs. Ie part. 7, 38, 24). Le liquide épanché rappelle tous les caractères de l'ascite et peut prendre un aspect véritablement inflammatoire. Dans ce cas il est plus ou moins rougeâtre, louche, contenant des dépôts fibrineux et s'accompagne du côté du péritoine d'une réaction assez vive pour faire croire à une véritable péritonite. MM. Hartmann et Morax ont montré par les cultures faites avec le liquide recueilli chez notre première opérée que c'était un exsudat aseptique.

Qu'ultérieurement il puisse s'infecter par des micro-organismes de l'intestin, c'est ce que semble démontrer l'observation de Gersuny. Le retard regrettable qu'il apporta à l'opération avait été suffisant pour permettre l'infection. Les faits d'Hartmann et de Gersuny montrent nettement que l'épanchement est surtout en rapport avec la torsion du pédicule.

La rate ectopiée est en général une rate volumineuse, soit que son augmentation vienne du déplacement lui-même ou d'une affection antérieure, comme la malaria qui est la plus fréquente.

Le poids et les dimensions de l'organe sont des plus variables. Ils peuvent atteindre les limites les plus étendues, depuis le poids normal jusqu'à 3 kil. 100 (Casini, obs. I^e part. 15) et déterminer des phénomènes de compression, sur lesquels nous ne voulons pas insister.

Le poids moyen est habituellement de 600 à 900 gr. La configuration de l'organe est plus ou moins altérée mais rappelle toujours par quelques-uns de ses points celle de la glande normale.

En dehors des lésions histologiques particulières qui dépendent de l'affection causale de l'hypertrophie, on observe des altérations de splénite chronique en rapport avec le déplacement de la glande splénique. Hyperplasie de la trame trabéculaire, épaississement de la capsule, périsplénite, plaques calcaires. Dans le cas de Ferrerius (obs. Ie part. 1) par un processus qui ne nous est pas signalé il y avait une péritonite localisée, un véritable phlegmon périsplénique.

En raison de ses attaches ligamenteuses, la rate est contiguë à des organes faciles à luxer. Il n'est pas surprenant de la voir entraîner à sa suite différents organes de la cavité abdominale.

Nous avons déjà vu comment le pancréas glissait et pouvait faire partie du pédicule. L'estomac s'abaisse parfois également (Turretta, obs. Ie part. 27, Markoë, obs. Ie part. 36, Zucchi, obs. IIe part, 37) seul ou accompagné d'autres viscères, côlon transverse, foie (Klein, obs. IIe part. 39).

Küchenmeister, à l'autopsie d'un malade, le trouve descendu très bas et attribue sa dilatation aux tractions exercées par la tumeur. L'étranglement interne est une des complications assez souvent observées (Körte, Coomans et Cnaep, obs. IIe part. 32, 13). Celui-ci peut être réalisé par la compression directe de la tumeur (Collins, obs. IIe part. 31), par le pédicule lui-même (Körte), par l'enclavement de l'intestin entre la tumeur et le plan résistant sur lequel elle est fixée (Coomans et Cnaep), par les adhérences de néoformation ou des brides épiploïques (Baimbrigge, obs. IIe part. 26).

Les lésions consécutives sont celles de toute péritonite septique. Nous n'y insisterons point. Du côté de l'intestin, il existe dans ce cas des lésions d'asphyxie locale, de sphacèle et de gangrène septique. La péritonite peut exister en dehors de toute lésion du tube digestif.

Ces données anatomo-pathologiques nous conduisent naturellement à l'étude des symptômes dont elles nous fourniront souvent l'explication.

CHAPITRE VII

Symptomatologie.

Il est difficile de tracer un tableau symptomatique caractéristique de l'ectopie splénique tant il peut y avoir de variabilité ou de modalité dans l'évolution des symptômes et l'apparition des accidents.

Il est un certain nombre de rates ectopiées qui ne donnent lieu à aucun trouble fonctionnel; elles sont reconnues aprés la mort et constituent de véritables trouvailles d'autopsie. Parfois, c'est par hasard que le malade ou le médecin en constate la présence (Martin, obs. I^e^ part. 3).

Au point de vue clinique, le début des accidents se présente sous des aspects bien distincts. Il peut être subit à la suite d'un traumatisme :

Chute de cheval sur un bloc de pierre (Pirotaix, obs. IIe part. 11); coup de pied (M. Graw, obs. I^e^ partie 16), de l'accouchement, d'une fatigue prolongée (Donat, Albert, obs. I^e^ part. 6,7, Ullmann, obs. IIe part. 7).

Les malades peuvent avoir la sensation vague de déchirure intérieure, de décrochement. Les phénomènes douloureux apparaissent, puis s'installe un endolorissement continu, sorte de pesanteur, de gêne où de tiraillement dans l'hypocondre gauche, exagérés par la marche et la station debout, accompagnés de troubles digestifs plus ou moins marqués.

Ce début brusque d'emblée est rare : les malades ont souvent déjà éprouvé une série de phénomènes peu inquiétants, et ce n'est réellement qu'à partir du jour, où intervient une des causes que nous venons de signaler, que commence la série des accidents qui les conduisent au médecin ou à l'hôpital (Ceci, Albert, obs. I^e^ part. 9, 7).

Un autre mode de début est celui où la scène s'ouvre par des manisfestations péritonitiques, parfois des plus alarmantes. Dans l'observation de notre maître M. le Dr Hartmann (obs. I^e^ part. 38), les accidents éclatent brusquement : deux heures après son déjeuner, la malade, au cours d'une promenade, est prise de douleurs abdominales accompagnées de vomissements qui persistèrent pendant les cinq jours suivants; à son entrée à l'hôpital, elle fit l'impression d'une femme atteinte de péritonite et on l'opéra rapidement. Les cas de Gersuny (obs. I[e] part. 24) et de Körte (obs. IIe part. 32) présentèrent des particularités analogues.

Survient-il un étranglement interne, aux symptômes de ce dernier s'ajoutent bien vite ceux de la péritonite finale.

Dans le cas où le début est lent, insidieux, et c'est le plus fréquent, les événements se déroulent d'une tout autre façon. Le plus souvent il s'agit d'une paludéenne, d'une multipare ou d'une malade réunissant ces deux conditions. Elles ont parfois connaissance d'une tumeur abdominale et accusent des phénomènes vagues éprouvés dans le flanc gauche. C'est d'abord une simple pesanteur lombaire, une sensation de tiraillement, puis l'acuité des symptômes douloureux s'accentue et fait place à un endolorissement continu, quelquefois avec crises, s'accentuant au moindre effort. A ces symptômes s'ajoutent des troubles digestifs et bien vite de cette association morbide résulte une altération de l'état général telle que les malades réclament à tout prix un soulagement à leur mal qui leur rend la vie insupportable.

Quel que soit le mode de début, l'ectopie splénique effectuée, elle se caractérise par une série de signes fonctionnels et physiques que nous allons passer en revue.

Signes fonctionnels.

A. — Symptômes douloureux. — La douleur ne fait presque jamais défaut, mais elle se présente avec des caractères variables; c'est une lourdeur continue, sorte de tiraillement dans l'hypocondre gauche, ou bien un endolorissement indéfinissable. Ces phénomènes acquièrent une certaine acuité dès que le malade marche ou exagère ses fatigues et il n'est pas rare de voir des femmes clouées au lit par ces douleurs dans le décubitus dorsal.

La douleur peut n'être ressentie que dans telle ou telle position et même disparaître lorsque la malade refoule d'elle-même instinctivement sa tumeur dans sa position habituelle, quand elle se déplace, ou vers la région splénique déshabitée (Markoë, obs. I[e] part. 36).

Elle s'accompagne d'irradiations au dos, aux lombes, à la racine des membres inférieurs, rappelant celles liées aux affections génitales.

La scapulalgie a été notée dans quelques cas.

Localisée parfois au petit bassin, elle est en rapport avec l'enclavement de la tumeur comme dans l'observation de Polk (obs. Ie part. 20), où il existait concomitamment des troubles vésicaux et rectaux.

Ces diverses sensations subissent des exacerbations sous forme de crises qui durent plus ou moins longtemps et reviennent parfois périodiquement. Celles-ci s'accompagnent de nausées, de vomissements, de palpations, de tremblements nerveux, de vertiges et arrivent même à la syncope (Ceci, obs. Ie part. 9) ou à des attaques hystéro-épileptiques (Jemoli, obs. Ie part. 37).

Ces crises s'installent généralement après une certaine période d'accidents antérieurs et naissent à la suite de fatigues exagérées ou au moment de la menstruation. Dans un cas (Mc Graw, obs. Ie part. 16) elles alternent avec des périodes d'aménorrhée; elles apparaissent au moment de l'arrêt des règles et cessent avec leur réapparition; elles peuvent dans certains cas rappeler les douleurs ovariques de la salpingite.

Ces divers états douloureux peuvent s'interpréter par le tiraillement direct des plexus nerveux et les phénomènes concomitants par l'action réflexe. Un certain nombre d'entre eux sans aucun doute relèvent de la compression même de la tumeur.

B. — Symptômes digestifs. — Le plus souvent liés aux phénomènes douloureux, ils se présentent rarement à l'état isolé. En dehors des crises, il s'agit de dyspepsie, de flatulence, d'anorexie, de gonflement épigastrique, etc., série de symptômes imputables autant à l'action réflexe qu'aux tiraillements de la tumeur sur le tube digestif. Les nausées et les vomissements sont plutôt les satellites des accès douloureux et ne présentent rien de particulier; dans un cas de Mac Cann (obs. Ie part. 10) il y avait de fréquentes hématémèses, puis, ultérieurement, du mælena assez abondant pour mettre en péril la malade; les hémorrhagies étaient précédées d'une augmentation de la tumeur et la malade accusait d'y percevoir alors des battements. Des accidents de ce genre sont connus dans les affections de la rate et dans le cas particulier il semble qu'il existait une relation spéciale.

L'atonie intestinale et la constipation ne sont pas, en général, caractéristiques; quand ils existent ils dépendent surtout de la compression exercée par la tumeur sur un point de l'intestin.

Polk (obs. Ie part. 20) a noté des troubles vésicaux et rectaux; l'ictère dans un cas était probablement lié aux troubles digestifs.

Du côté de l'appareil génital on observe tantôt de l'aménorrhée, tantôt, au contraire, des métrorrhagies, tantôt de l'irrégularité des règles. Si l'on envisage qu'il s'agit, en général, de femmes affaiblies, cachectiques ou de multipares susceptibles d'avoir quelque affection post-partum du côté des organes sexuels, on comprendra facilement le peu d'importance qu'on doive attacher à ces manifestations.

Signes physiques.

Les symptômes fonctionnels par eux-mêmes n'ont pas une grande valeur pour nous conduire au diagnostic de l'affection que nous étudions. Tout au plus peuvent-ils nous donner des présomptions.

C'est par l'examen physique, méthodique du malade que nous arriverons au but que nous nous proposons.

Inspection. — Le volume de l'abdomen est modifié proportionnellement à la grosseur de la tumeur qu'il renferme ; son augmentation porte généralement sur la moitié gauche où se localise d'ordinaire la glande ectopiée ; le flanc, la fosse iliaque, sont parfois très saillants tandis que la moitié droite du ventre est plus ou moins déprimée. Il en résulte une asymétrie qui peut être fixe ou varier selon que le malade prend telle ou telle position ou qu'il déplace sa tumeur dans une direction ou l'autre ; elle est donc liée à la mobilité, à la position habituelle ou accidentelle de l'organe déplacé.

Quand il s'agit d'une rate hypertrophiée, le volume et l'aspect du ventre conservent leur apparence normale. Les limites dans lesquelles peut augmenter l'abdomen sont consignées dans la plupart des auteurs ; nous renvoyons aux observations pour les chiffres.

En dehors de la modification de la cavité abdominale, le malade ne présente généralement pas d'autres particularités. Signalons sans y insister l'éventualité d'un œdème des membres inférieurs par compression ou généralisé en rapport avec l'affection causale.

Palpation. — Les données que peut nous procurer le palper sont subordonnées aux qualités physiques de la paroi abdominale (épaisseur, tension), à la présence ou non d'un épanchement et à la sensibilité plus ou moins grande de la tumeur. Le plus habituellement, les parois abdominales sont relâchées, soit par défaut de nutrition ou par des grossesses antérieures.

Un des caractères essentiels de la tumeur est la mobilité; c'est même elle qui paraît avoir fait donner à tort à l'affection que nous étudions le nom de rate mobile, de « Wandermilz » (rate voyageuse). Nous nous sommes expliqué sur ces dénominations; nous insistons sur ce point car c'est pour n'avoir pas eu toujours présent à l'esprit la possibilité d'une rate ectopiée, non mobile, qu'on a été entraîné à des hésitations, à des erreurs de diagnostic; cette particularité, il faut le dire, peut singulièrement compliquer l'examen.

La mobilité peut faire complètement défaut à la suite d'enclavement de la tumeur dans le petit bassin ou de sa fixation par des adhérences fibreuses solides et étendues; parfois elle est limitée dans une direction à la suite d'attaches partielles et c'est surtout dans le sens vertical que se fait cette limitation, la tumeur se laissant d'ailleurs déplacer dans le sens transversal. Dans ce cas il s'agit, en général, d'un commencement de pénétration de l'organe ectopié dans le détroit supérieur où il contracte des adhérences.

On trouve tous les degrés intermédiaires jusqu'à la mobilisation la plus étendue; le déplacement transversal est toujours moins marqué que le vertical; dans le premier cas, on arrive habituellement à porter le bord interne de la tumeur à droite en dehors de la ligne médiane sans toutefois lui faire occuper cette moitié de l'abdomen; dans le second, on lui fait parcourir un chemin plus étendu de la fosse iliaque on l'élève au-dessus de l'ombilic et on peut même quelquefois la refouler sous les côtes gauches.

Lorsqu'il n'y a pas d'adhérence ni d'enclavement on comprend que la mobilité soit d'autant plus grande que le pédicule est plus allongé; cette condition réalisée on peut observer la mobilité la plus étonnante : l'organe parcourt toutes les parties de l'abdomen, se déplace de droite à gauche, de haut en bas; on l'engage dans le bassin, on la soulève, on lui fait même subir des mouvements de rotation. Ce déplacement surprenant peut se faire de lui-même, obéissant aux lois de la déclivité suivant les diverses positions du malade; mais quelle que soit l'étendue de cette mobilité, la tumeur revient spontanément à sa position habituelle.

Toutes ces manœuvres se font ordinairement sans grandes manifestations douloureuses, souvent même elles sont indolores; dans quelques cas le refoulement à droite réveille chez le malade une sensation de tiraillement dans l'hypocondre opposé.

Les mouvements respiratoires n'ont point d'action sur la tumeur en général.

La pression à son niveau, le plus souvent indolore, provoque cependant parfois des nausées et de véritables douleurs ; dans ce cas elle est probablement le siège d'altérations pathologiques. Quand il existe une certaine quantité de liquide ascitique (fait rare) on a la sensation d'un véritable ballottement, non seulement appéciable au toucher mais encore à la vue. M. le professeur Galvagni attire l'attention sur ce signe dans une de ses dernières cliniques (*Riforma med.*, 1894, vol. IV, p. 174).

Considérée en elle-même, la tumeur nous présente à étudier ses caractères physiques.

La consistance est variable et dépend de l'altération de son parenchyme ; le plus communément il s'agit d'une masse dure, élastique, à demi-solide, rappelant les caractères d'un organe parenchymateux, du foie par exemple. Elle est égale en tous ses points à moins que quelque éventualité (infarctus ramolli, plaques de péri-splénite) ne soit survenue ; dans ces cas on a la sensation d'une masse diffluente plus ou moins étendue ou d'une résistance solide localisée en certains points. Les perceptions tactiles peuvent parfois être trompeuses au point de faire croire à de la fluctuation ; Fehleisen dans son cas a constaté cette dernière, mais il s'agissait d'un kyste hydatique.

Par sa configuration la tumeur rappelle d'une façon assez approchante la forme de la rate normale, mais augmentée dans ses dimensions ; elle a l'aspect d'une masse allongée ovoïde ou ellipsoïdale ou plus ou moins arrondie. Son apparence réniforme a pu faire croire à un rein mobile et sa lobulation jointe à d'autres signes inaccoutumés, à un fibrome de l'ovaire (Glascow, obs. I[e] part. 31).

La main exploratrice rencontre sous la paroi la face convexe, lisse, dirigée ordinairement en avant avec son grand axe allant obliquement vers la droite. La face postérieure est concave et se laisse plus facilement apprécier au palper. Elle est d'autant plus accessible qu'il y a une mobilité plus étendue.

Martin a pu sentir le hile et les battements artériels, mais cette circonstance ne paraît pas s'être fréquemment présentée à l'observateur. Aux faces correspondent des bords. L'intérieur mince et tranchant est souvent interrompu par une ou plusieurs incisures rappelant celles de la rate normale. Quelle que soit leur profondeur, elles ont la plus grande valeur diagnostique et tous les auteurs qui se sont occupésde l'étude del'ectopie insistent sur cette particularité.

Le bord postérieur, plus mousse, plus arrondi, correspond à des régions plus profondes et tombe plus difficilement sous la main exploratrice ; on note rarement des encoches à son niveau.

Les extrémités de la tumeur, d'inégales dimensions, ne présentent pas d'autres particularités intéressantes.

Rarement il est donné de reconnaître le pédicule. Martin a pu sentir les battements artériels, d'autres, en déplaçant la tumeur ont eu la sensation d'un cordon plus ou moins tendu partant de son centre ; la perception au palper de frottements est symptomatique de lésions inflammatoires chroniques du péritoine de la tumeur, de périsplénite.

La percussion ne nous apprend que peu de chose au point de vue de la tumeur ; elle nous révèle comme au niveau de toute tumeur une zone de matité correspondant à son étendue, à sa position. L'existence d'anses intestinales adhérant à sa surface peut en diminuer les limites.

Tout cet examen se pratique le plus habituellement avec facilité, mais en présence de certains phénomènes douloureux et de certaines difficultés de diagnostic l'anesthésie chloroformique s'impose.

L'évacuation préalable d'un liquide ascitique trop abondant rendra également dans l'appréciation de la tumeur les plus grands services. L'examen dans les différents décubitus du malade ne pourra que confirmer avec fruit les données précédentes.

Tous les moyens d'investigation ont été mis en pratique, voire même la ponction, qu'on ne saurait trop déconseiller dans le cas particulier, quand on sait que le plus léger traumatisme sur une rate altérée peut devenir l'occasion d'une rupture, d'une hémorrhagie parfois mortelle. Nombre d'opérations n'ont été dans les premiers temps, vu l'incertitude du diagnostic, qu'une laparotomie exploratrice.

L'examen objectif de l'abdomen à lui seul ne doit pas suffire à nous faire porter un diagnostic. L'exploration des régions lombaires devra être pratiquée avec soin pour renseigner sur la situation des reins.

La percussion de la région splénique révèle un signe d'une importance capitale : l'absence de la matité splénique. Elle devra être pratiquée après évacuation préalable de l'intestin, car une acumulation de matières fécales au niveau de l'angle du côlon comme dans le cas de Felici peut donner la matité et faire méconnaître la vacuité de la loge splénique. Le développement exagéré des vaisseaux du pédicule refoulés au niveau de cette dernière a conduit une fois à la même erreur (Metzges, obs. I[e] part. 25. Somer, *Cent. f. Chir.*, 1881, p. 176).

L'hypertrophie anormale du lobe gauche du foie aurait le même résultat.

Par le toucher vaginal et rectal on constate l'indépendance habituelle de la tumeur d'avec les organes génitaux ou tout au moins, s'il y a enclavement, il permet d'apprécier la valeur des rapports et des connexions de la masse engagée dans le bassin.

La recherche des ovaires sera faite scrupuleusement : l'impossibilité de découvrir un ovaire fit porter à Treub chez sa malade le diagnostic erroné de kyste de l'ovaire (obs. I[e] part. 33).

Aucun de ces signes par lui-même n'a de valeur absolue ; en raison de leur modalité variable dans certaines limites ils ont pu être interprétés faussement et permettre à des chirurgiens distingués des erreurs de diagnose comme ils l'accusent dans la relation de leurs observations. Néanmoins par la discussion de tous ces symptômes scrupuleusement observés et recherchés, on arrive le plus souvent à affirmer l'existence d'une tumeur splénique ectopique.

CHAPITRE VIII

Diagnostic.

De l'ensemble des symptômes que nous avons étudiés jusqu'ici s'affirme le diagnostic d'existence de la tumeur splénique ectopique : nous n'abordons ici que le diagnostic différentiel, nouslimitant exclusivement aux affections avec lesquelles elle a pu être confondue.

La tumeur est mobile ou elle est fixée, limitée dans ses déplacements.

Dans le premier cas c'est avec le rein mobile gauche qu'elle a été le plus souvent confondue (Czerny, obs. I[e] part. 5).

Une tumeur du flanc avec sonorité antérieure siège dans le rein ; c'est un signe qui n'est pas constant mais qui a une grande valeur, surtout quand la partie moyenne de la tumeur est mate, car le bord de la tumeur splénique peut présenter la même sonorité (adhérences intestinales). Une rate hypertrophiée ectopiée donne en général une matité franche et s'applique directement à la paroi abdominale. La sonorité peut manquer si la tuméfaction rénale est volumineuse : Dickinson, Roberts Guillet, Tuffier ont indiqué le mécanisme de cette matité, le rein situé derrière le côlon le repousse en avant, en dédoublant le mésocôlon, ce qui est tout à fait à gauche, puisque le côlon descendant est largement dépourvu de péritoine, si bien que la matité est plus fréquente encore. Dans les cas particulièrement difficiles à démêler quand de part et d'autre les tumeurs ont la plus grande similitude les phénomènes d'intermittence et d'éclipse de la tumeur feront penser à une hydronéphrose intermittente.

Le problème peut se présenter sous une forme complexe. A l'exploration de la région splénique, à la recherche des signes physiques de la tumeur, on peut joindre la méthode de Naunyn et Minkowski : elle consiste à dilater l'estomac par des gaz, en faisant prendre au malade la potion de Rivière et à rendre le côlon mat par la réplétion d'eau. On arrive ainsi à localiser les rapports de la tumeur et par conséquent son origine.

Ce procédé a donné deux résultats très nets dans les mains de Tuffier. L'absence de matité splénique est caractéristique d'un déplacement de la rate, mais il arrive que la loge splénique peut être comblée par le rein. (Somer, *loc. cit.*). Lorsqu'on hésite entre une tumeur de la rate et une tumeur du rein l'existence d'une large bande sonore entre la colonne lombaire et la tumeur plaide en faveur du rein. Dans ce cas Tuffier recommande la percussion dans le décubitus ventral.

La forme de la tumeur, les caractères de ses bords donneront des notions utiles, jointes aux autres signes. Les tumeurs spléniques ont un bord tranchant, celles du rein ont des contours plutôt mousses et arrondis.

Le rein mobile gauche peut être compliqué d'hydronéphrose : alors le diagnostic différentiel s'impose avec la rate déplacée dans laquelle s'est développé un kyste hydatique.

La localisation de la tumeur dans le rein ou la rate se fera d'après les méthodes exploratrices indiquées pour l'examen de ces organes.

La ponction exploratrice et l'analyse chimique éclaireront sur la nature du liquide, mèneront en général, sinon au diagnostic mais tout au moins à de grandes présomptions.

C'est avec les kystes de l'ovaire que la confusion a été le plus souvent commise. La consistance de la tumeur, un épanchement sanguin dans son parenchyme ont pu justifier cette erreur.

C'est surtout avec les kystes ovariques à long pédicule que la rate ectopiée présente le plus d'analogie.

Le mode d'évolution de la tumeur diffère suivant les cas. Le kyste de l'ovaire s'élève du petit bassin tandis que la rate se déplace en descendant de l'hypocondre gauche. Les malades peuvent donner souvent des renseignements à ce sujet.

Le toucher vaginal combiné avec le palper permettront dans la plupart des cas de constater les rapports du kyste avec les organes génitaux. Celui-ci peut être refoulé en haut, mais dans des limites moindres que la rate ectopiée. Cette dernière néanmoins peut présenter une mobilisation limitée en raison de ses adhérences. La recherche des ovaires sera donc dans ce cas d'une grande importance.

Dans le cas de Treub la difficulté de percevoir l'ovaire droit le détourna du diagnostic.

Les *tumeurs du mésentère* sont médianes, mobiles, mais elles sont sonores à leur face antérieure et ne sont pas réductibles dans l'hypocondre gauche, tout au moins avec cette netteté que présente la rate mobile. Elles sont bridées par en bas, de plus elles ne s'accompagnent pas de sonorité dans la région splénique.

Les *tumeurs du pancréas* sont mobiles. Elles prêteront rarement à la confusion. La percussion détermine au-devant d'elles un son hydroaérique (Le Dentu). On a quelquefois songé à une grossesse utérine : les mouvements actifs du fœtus, le pouls fœtal lèveront tous les doutes. Si le fœtus est mort la percussion splénique, l'examen vaginal et la reconnaissance des parties fœtales feront encore faire le diagnostic. Lorsque la rate s'engage dans le petit bassin et s'y fixe plus ou moins solidement, elle peut y être confondue avec une tumeur des ligaments larges, un pyosalpynx, un fibrome. Les anamnestiques, le toucher vaginal bien dirigé, la situation de l'utérus, des annexes, les rapports de la tumeur, l'hystérométrie permettront le diagnostic. Dans le cas où la difficulté sera telle qu'on ne puisse formuler une opinion ferme, la laparotomie exploratrice sera permise. Elle ne sera d'ailleurs que le premier temps d'une opération curatrice.

L'examen du malade ne se bornera pas à affirmer l'existence d'une rate ectopiée, il faudra encore avant d'intervenir, se rendre un compte exact de l'état des différents appareils et de la santé générale.

Le diagnostic de cause sera fait avec la plus grande sollicitude et, à ce point de vue, on sera tenu à un examen hématologique des plus complets.

On recherchera tous les signes de leucémie, de pseudo-leucémie, maladies qui contre-indiquent formellement toute opération, en raison de la mort qu'elles entraînent fatalement par hémorrhagie.

Il ne nous appartient pas d'indiquer ici des données diagnostiques sur ces diverses affections au sujet desquelles il règne encore d'ailleurs la plus grande obscurité.

CHAPITRE IX

Marche. Pronostic. Complications.

L'évolution de ce déplacement est variable et peut persister toute l'existence sans l'altérer, en ne donnant lieu qu'à une série de phénomènes à peine marqués, si bien que la maladie peut passer inaperçue tant au malade qu'à son médecin.

Ordinairement, les premiers accidents remontent à la date d'une infection palustre antérieure. Insignifiants au début, ils persistent plutôt à l'état de gêne que de symptômes réellement morbides. Les malades éprouvent de la gêne, de la pesanteur, des tiraillements dans l'hypocondre, puis, à la suite de nouveaux accès de fièvre, d'une nouvelle grossesse ou de fatigues exagérées, la tumeur augmente et donne lieu à des douleurs plus intenses, à des troubles gastriques tels que la malade réclame à tout prix un soulagement à ses maux.

A ce moment, son état général est d'ordinaire fortement altéré. Il est amaigri, pâle, ànémié, les muqueuses sont décolorées ; le facies a le teint terreux, cachectique.

Cette déchéance organique s'observe tout particulièrement chez les paludéens ; aux désordres de la malaria s'ajoutent les troubles de nutrition occasionnés par l'ectopie splénique.

Cette évolution qui peut aussi progresser par sauts, par étapes, est parfois interrompue par l'éclosion de quelques complications qui assombrissent singulièrement le pronostic.

Ce dernier est en général bénin si l'on considère l'affection elle-même. La mort survient rarement de son fait. Aujourd'hui, que la rate ectopiée est du ressort de la thérapeutique chirurgicale, que grâce aux bienfaits de l'asepsie, la splénectomie voit sa mortalité devenir de moins en moins élevée, on peut considérer l'affection que nous avons étudiée comme une des maladies chirurgicales les moins graves.

Mais si le déplacement par lui-même n'inspire que peu de crainte au point de vue de l'existence, il doit, par les affections causales qui le déterminent et par l'apparition des complications auxquelles il donne lieu, maintenir en suspens l'appréciation du chirurgien.

Les maladies qui déterminent l'augmentation de la rate comportent une gravité différente. Cette notion devra peser dans la balance pour préjuger de l'avenir et de l'opportunité d'une intervention.

Mais si le déplacement par lui-même n'inspire que peu de crainte au point de vue de l'existence, il doit par les affections causales qui le déterminent et par l'apparition des complications auxquelles il donne lieu, maintenir en suspens l'appréciation du chirurgien.

Les maladies qui déterminent l'augmentation de la rate sont nombreuses et comportent une gravité différente.

Cette notion devra être présente à l'esprit pour préjuger de l'avenir et de l'opportunité d'une intervention.

C'est ainsi qu'une lésion du sang — qu'il s'agisse de leucémie ou de pseudo-leucémie — assombrira le pronostic même en dehors de toute intervention, qui d'ailleurs dans ces cas est formellement contre-indiquée. L'hypertrophie simple, l'hypertrophie malarique et la splénomégalie nettement caractérisée par notre maître, le professeur Debove, n'écarteront pas d'elles-mêmes l'idée d'une intervention comme il résulte des splénectomies heureuses dans ces cas.

La mort peut aussi résulter d'une complication. Au premier rang se place la torsion du pédicule.

Elle s'annonce par des symptômes qui varient suivant que la torsion est brusque ou lente. Dans le premier cas les symptômes sont dès le début fort alarmants : une vive douleur se produit accompagnée de vomissements plus ou moins répétés et d'une exagération de la fréquence du pouls. La température qui reste tout d'abord normale contraste avec la fréquence du pouls. Le ventre se ballonne, devient douloureux et la péritonite s'affirme par des signes non douteux. Dès le début il s'agit d'une péritonite aseptique ou plutôt d'une réaction plus ou moins vive du péritoine, — de péritonisme.

Plus tard et rapidement parfois les liquides épanchés s'infectent et on a affaire à une véritable péritonite septique généralisée, entraînant par elle-même la mort.

Lorsque l'étranglement pédiculaire se fait plus lentement, le premier phénomène appréctable est souvent un accroissement de volume du ventre; la douleur apparaît ensuite avec les symptômes de réaction péritonéale plus ou moins intense. Les accidents durent un certain temps, puis tout rentre dans l'ordre.

L'étranglement interne est un accident moins fréquent que le précédent, mais qui est toujours suivi d'une issue fatale. Aux symptômes d'occlusion intestinale s'ajoutent ceux de la péritonite finale.

La péritonite peut survenir en dehors des conditions précédentes. Elle peut être généralisée ou localisée et dans le dernier cas aboutir à un véritable phlegmon périsplénitique.

La rupture de la rate est une complication rare qui détermine la mort par hémorrhagie interne.

CHAPITRE X

Traitement.

Tout traitement de la rate ectopique, pour être rationnel, doit lutter contre la mobilité, l'hypertrophie de la glande déplacée, et en agissant contre ces deux facteurs morbides, avoir pour but non seulement de replacer l'organe dans sa loge, mais de l'y maintenir.

Les moyens employés ont été, les uns médicaux, les autres chirurgicaux. Les premiers correspondent à la période clinique pré-antiseptique de la rate ectopique, les autres appartiennent à l'ère nouvelle de la chirurgie moderne qui, forte des données pastoriennes, voit de jour en jour s'étendre les limites de son domaine.

Mais avant de préjuger de la valeur des méthodes, examinons-les dans leur application et dans leurs succès et comparons leurs résultats.

Le traitement médical a été dirigé tour à tour contre l'hypertrophie, contre la mobilité, ou à la fois contre ces deux symptômes réunis.

La malaria, cause si fréquente de l'hypertrophie splénique est, nous le savons, un des facteurs étiologiques les plus importants de l'affection que nous venons d'étudier et c'est en raison de la connaissance ancienne déjà de cette relation de cause à effet que les premiers efforts de la thérapeutique se sont dirigés d'abord contre cette maladie infectieuse; quinine, arsenic, fer, tonique, etc., ont été prescrits avec autant de persistance que peu de succès.

Au traitement spécifique du paludisme on a ajouté les injections intra-spléniques, en se basant sur la propriété physiologique qu'ont certains agents thérapeutiques de contracter la rate (quinine, ergotine, etc.).

Il y a quelque dix ans, Mosler (*Wien. med. Woch.*, 1884) préconisa une série d'injections intra-parenchymateuses, non dans le but d'agir sur la contractilité de la rate, mais dans celui d'amener son atrophie par sclérose; il aurait obtenu par cette méthode une amélioration appréciable.

Le massage et la faradisation ont été également employés comme traitement local.

La mobilité de la tumeur a été traitée dans certains cas avec assez de succès par le port de ceinture, de bandage et d'appareils divers de contention.

Nul doute que tous ces traitements puissent soulager jusqu'à un certain point les malades ; la première partie de nos observations le démontre, mais comme on peut le voir, il s'agit d'amélioration passagère plus ou moins marquée, quand il n'y a pas un insuccès complet.

Cette médication symptomatique est donc insuffisante ; est-ce à dire qu'il faille la rejeter complètement ?

Évidemment non, et nous verrons ultérieurement que pour passer au second plan elle n'est pas moins un adjuvant utile et nécessaire de l'intervention opératoire ; non seulement insuffisante, elle peut être dangereuse : en retardant le moment opportun d'opérer et en permettant la formation d'adhérences plus ou moins solides et l'augmentation de l'hypertrophie qui diminuent d'autant les chances de succès, de plus elle ne met pas à l'abri des complications possibles et si graves de la torsion du pédicule et de l'étranglement interne. Le massage, la faradisation, les injections intra-spléniques sont des moyens aussi téméraires qu'infructueux.

Le moindre traumatisme dans le cas d'hypertrophie malarique, pour ne parler que de celle-là, peut être l'occasion d'une rupture de la glande altérée, d'une hémorrhagie mortelle.

Mosler, après nombre d'injections intra-parenchymateuses n'a, dit-il, jamais observé cette complication ; il ne s'ensuit pas qu'elle soit impossible ; il suffit d'avoir lu le travail aussi complet que consciencieux de Mayer (*Die Wunden der Milz*, Leipzig, 1878) pour se convaincre cependant du fait. De l'infériorité de ces diverses tentatives thérapeutiques, des choses expérimentales et surtout de la statistique des observations de splénectomies heureuses chez l'homme, en nombre assez respectable, quand on intervint pour la première fois dans le cas de rate ectopique; devait naître le traitement chirurgical.

L'histoire de ce dernier se confond avec celle de la splénectomie.

La première splénectomie aurait été pratiquée avec succès, — si l'on en croit Fioravanti (*Tesoro della vita humana*, Lib. II, cap. 8, p. 48) — par un nommé Zaccarello en 1549, chez une femme de 24 ans dont la rate était si grosse que l'abdomen ne pouvait plus la contenir. Quelle que soit la véracité de cette observation, judicieusement critiquée par Franzolini, elle n'a d'autre intérêt que celui d'un fait de curiosité historique. La première opération faite réellement avec connaissance de cause remonte à Quittembaum, en 1836.

De 1549 à 1836 ont fait une série d'expériences sur les animaux dont le résultat a été de démontrer la non-indispensabilité de la rate pour la vie; que ces tentatives expérimentales aient été pratiquées tout d'abord dans un but d'investigation sur le rôle physiologique de la glande splénique entourée de tant de légendes, il n'est pas moins vrai qu'elles ont eu pour effet de mettre en éveil l'esprit des chirurgiens qui pendant cette période ont relaté toute une série de splénectomies avec succès, se suivant à des intervalles relativement courts; la première est de Nicolas Mathias, en 1678; la seconde a lieu en 1711 (Ferrerius); la troisième en 1737 (Ferguson), etc.

Toutes ces extirpations de la rate ont été des opérations d'urgence et de nécessité : à la suite d'une plaie pénétrante de l'abdomen il y avait eu hernie partielle ou complète de la rate; par suite de l'étranglement et de la tuméfaction de la partie herniée celle-ci était devenue irréductible. Le chirurgien s'était vu alors contraint d'appliquer une ligature et de laisser tomber, et le plus souvent d'exciser la partie sphacélée, ne faisant en cela que d'imiter et d'abréger un peu le procédé même de la nature.

Toutes ces observations n'ont point d'autre intérêt que celui, pour ainsi dire, d'une véritable expérience; cependant elles n'ont pas moins contribué à enhardir le chirurgien par leur résultat surprenant.

A cette première période expérimentale et de *splénectomies forcées* en succéda une autre véritablement *chirurgicale*, féconde en faits, et en noms illustres. Küchler, 1855; Spencer Wells, 1866; Péan (première opération), 1867; Kœberlé (première opération), 1874, etc. Des faits scrupuleusement relatés naissent de différents côtés une série de travaux où l'on discute les indications et contre-indications de l'intervention et où s'affirme de plus en plus son opportunité, si bien qu'aujourd'hui la splénectomie — dont la mortalité s'est abaissée grâce aux méthodes antiseptique et aseptique — est une question à laquelle les chirurgiens prêtent le plus vif intérêt.

A la suite de son intervention malheureuse, Küchler fit paraître un mémoire qui suscita entre lui et Simon (*Die Extirpation der Milz am Menschen.* Giessen, 1857) la plus vive polémique. De cette discussion, entachée souvent de la part du dernier auteur, du plus grand parti pris, ne devait ressortir qu'une impression défavorable sur la splénectomie chez l'homme dans les cas de maladies de la rate, d'autant plus que d'un côté et d'autre on ignorait le cas heureux de Volnay Dorsay.

Spencer Wells rapporte qu'en assistant en 1862 à une séance de la Société pathologique, il lui vient à l'esprit d'extirper la rate atteinte d'hypertrophie, sur la présentation par le Dr Nann, d'une rate de treize livres et demie, qui paraissait avoir à elle seule déterminé la mort; et il demanda « si on n'avait pas dans ce cas agité la question de l'extirpation de cet organe par une opération chirurgicale ».

Malgré l'énergique réquisitoire que lui envoya Simon, Spencer Wells n'abandonna pas son idée et en novembre 1865, mettant son projet à exécution, il continuait la liste des insuccès. En 1866, Bryant ne fut pas plus heureux. En 1867, M. Péan, pendant l'extirpation d'un kyste séreux de siège indéterminé, reconnaît que celui-ci tire son origine de la rate; il l'enlève ainsi que la totalité de la glande et voit sa hardiesse couronnée d'un plein succès. A partir de cette date il n'est plus d'année qui ne se signale par une ou plusieurs splénectomies; la liste en serait trop longue à rapporter dans ce modeste travail; qu'il nous suffise de signaler dans les principaux mémoires qui font date et qui résument dans leur statistique la plupart des cas publiés :

Nedopil (Die Laparo-splenotomie, 1879. *Wien. med. Woch.*, 222,252,285) rassemble 21 laparo-splénotomies, dont deux pour rates ectopiques. Dans son travail très étudié (*della Estirpazione della Milza.* Torino, 1882) Franzolini arrive à une statistique de vingt-huit cas. Gilson (*Revue de chirurgie*, 10 avril 1885) collige trente-sept observations. Foubert, dans sa thèse doctorale sur la splénectomie (Paris, 1886), arrive au même nombre.

Dans une revue de la « Splenotomie depuis 30 ans » (*Archiv. f. klin. Chir.*, 1887, vol. 36, p. 442, 492), Adelmann nous donne une casuistique de 54 cas desquels il fait une des plus judicieuses critiques.

La plupart des observations de rate ectopique y sont relatées, néanmoins un certain nombre font défaut, comme on peut en juger en se reportant à la première partie de nos observations.

Une des statistiques les plus complètes, quoique nous pourrions y ajouter certains faits oubliées, est celle de Dandolo (*Gazz. med. ital. lombarda*, 1893). Elle contient sous forme de tableau 102 cas de splénectomies, parmi lesquelles 17 pour rates mobiles (milza mobile) avec 15 guérisons.

D'après ces données statistiques il est facile de voir que le pronostic de la splénectomie dans la rate ectopique a de plus en plus affirmé sa bénignité et sa supériorité.

Nous avons colligé 39 cas. Au dernier Congrès de Rome M. Tricomi (Padoue) communique succinctement 8 splénectomies parmi lesquelles nous en relevons celles qui nous intéressent.

1° Une fois j'ai fait la splénectomie pour une rate « émigrante », l'examen du sang donna 1 globule blanc pour 410 rouges; l'organe extirpé pesait 450 grammes. Le malade guérit et jouit maintenant d'une bonne santé.

2° Une autre fois ce fut pour « une ectopie de la rate »; l'organe adhérait au péritoine pariétal de la région épicolique droite : les globules blancs étaient aux globules rouges comme 1/380; le viscère coupé pesait 470 gr. La malade guérit et aujourd'hui n'accuse plus aucun trouble.

Dans une communication écrite que ce même chirurgien a eu l'obligeance de faire à notre maitre, le Dr Hartmann, il lui signale encore un cas depuis son rapport au Congrès :

« Je n'ai pas encore publié in extenso la relation de mes derniers cas de « splénectomie au Congrès de Rome; j'ai donné un résumé d'une série « de 8 splénectomies. Je puis ajouter aux cas précédents deux autres :

3° Une splénectomie pour rate flottante ; examen du sang : 1/330; poids de la rate 400 gr. Guérison.

4° Une autre pour rate mobile hypertrophique malarique ; examen du sang : 1/380; poids 775 gr. Guérison.

En ajoutant ces 4 cas aux précédents nous obtenons un total de 43 cas.

Si nous acceptons pour notre statistique au point de vue du résultat opératoire le cas de Ferrerius (obs. I, p. 1) où l'intervention a été faite dans des conditions toutes spéciales et les cas d'Urbinati et d'Aonzo (obs. Ie part. 2, 4) sur lesquels nous nous expliquons à la suite de leur relation, nous obtenons 40 cas de guérisons, 2 cas de morts, soit une mortalité de 5 0/0. Si nous les excluons cette dernière est nulle.

Il n'est point besoin d'insister davantage dans les deux hypothèses pour montrer toute la valeur de l'intervention chirurgicale par la splénectomie dans les cas d'ectopie de la rate.

D'autres procédés chirurgicaux ont été proposés et mis en pratique :

Dans le « *Traité de chirurgie* de S. Duplay et Paul Reclus. Paris, 1892, vol. VII, p. 195) » M. Quénu dit que dans le déplacement de la rate sur un organe sain, il serait tenté de pratiquer la splénopexie; lorsque l'illustre chirurgien écrivait ces lignes, d'autres opérateurs avaient eu la conception de cette intervention conservatrice.

Le 30 mars 1890, Glascow (obs. I[e] part. 31) recevait une malade chez laquelle il faisait le 22 avril, sous l'anesthésie par l'éther, le diagnostic de fibrome anormal de l'ovaire.

Au cours de la laparotomie exploratrice il reconnut la nature de la tumeur qui n'était autre que la rate augmentée et enclavée dans le bassin; après l'avoir dégagée il la replaça en sa position normale espérant qu'à la suite de l'opération il se ferait des adhérences suffisantes à la fixer, en un mot qu'il se produirait une sorte de splénopexie naturelle. Ses espérances furent déçues et déjà le 3 juin la malade présenta une récidive contre laquelle les moyens habituels (bandage, pelote) échouèrent complètement. Il opéra de nouveau sa malade dans l'intention ferme de lui conserver l'organe déplacé ; il voulait fixer la rate dans la plaie et bourrer celle-ci de gaze de manière à obtenir une fixation solide. Il se heurta à des difficultés inattendues. Le pédicule de la tumeur était tordu. Sa capsule était si friable qu'elle ne permettait point la pose des sutures; de sorte qu'il se vit obligé de pratiquer l'extirpation.

Dans une communication écrite le Dr Jaboulay, chirurgien de l'Hôtel-Dieu à Lyon, nous apprend qu'il tenta dans un cas d'hypertrophie splénique leucocythémique une méthode analogue à l'exthyropexie pour certains goitres, il dut terminer par une splénectomie hâtive; la rate était si ramollie que les doigts de son aide au cours des manœuvres entrèrent dans la pulpe de la glande en déterminant une hémorrhagie menaçante.

Le 21 mai 1892, Bland Sutton au cours d'une laparotomie exploratrice trouva une rate mobile avec pédicule tordu, il fit la détorsion et la « reposition » de l'organe; la récidive ne se fit pas attendre et le 12 juillet il pratiqua la splénectomie.

Ces divers faits ne réfutent pas absolument la proposition de M. Quénu qui ne tenterait la splénopexie que sur un organe sain. Or, dans tous ces cas il s'agissait de rates plus ou moins altérées. Néanmoins nous croyons pouvoir dire que c'est là une vue théorique plutôt que pratique.

En effet, l'ectopie n'existe pas sans altération de l'organe; celui-ci est toujours augmenté de volume, que l'hypertrophie soit primitive, ce qui est le plus habituel, ou secondaire. Primitive elle dépend généralement de la malaria et de maladies de sang encore mal connues, leucémie, pseudo-leucémies, etc. Secondaire elle est déterminée par les troubles vasculaires qui résultent même du déplacement. Or, dans tous les cas, cette augmentation s'accompagne d'altération du côté de la capsule ou de la pulpe qui ne laissent pas prévoir de résultat favorable pour la splénopexie.

La rate fût-elle même saine dans toute ses parties, ses propriétés physiques, son siège anatomique où on devrait la fixer, sont encore conditions fâcheuses pour l'opération.

La ligature de l'artère splénique a été employée pour amener la nécrobiose de la rate.

Langenbuch (*Verhandl. d. deutsch. Gesellsch. f. Chir.*, Berlin, 1882, p. 48), à propos de son cas de splénectomie malheureuse demande au Congrès si la ligature simple de l'artère splénique ne suffirait pas à amener la régression de la tumeur splénique.

M. Küster lui répond qu'il a fait sur des chiens, il y a quelques années, des expériences à ce sujet, desquelles il résulte que la rétraction nécrobiotique est possible et qu'en raison de ce fait il a tenté cette pratique une fois sur un homme atteint de leucémie splénique; mais il confesse que les difficultés sont si grandes qu'il la déconseille vivement.

Il y eut hémorrhagie difficile à arrêter qui anémia fortement la malade et prolongea considérablement l'opération. La mort survint par péritonite septique.

Wyman (Ligation of splenic artery for cure of hypertrophy of spleen. *J. Am. M. ass. Chicag.*, 1889, XII, 764) renouvela la tentative de Küster dans un cas d'hypertrophie malarique où il ne put enlever la rate : la malade mourut 48 heures après l'opération.

Et tout dernièrement M. Tricomi rapporta au Congrès de Rome (*Mercredi médical*, 1894, p. 232) un fait analogue.

« Je désire, dit-il, vous rapporter un cas de ligature de l'artère splénique que j'ai exécutée sur une femme de 33 ans dont je vous présente la pièce anatomique. La malade opérée était atteinte de leucocythémie splénique, les globules blancs étaient par rapport aux globules rouges comme 1/70. La ligature de l'artère splénique faite, la plaie abdominale suturée, l'état de la malade sembla s'améliorer, la sécrétion de la plaie fut très abondante et la majeure partie de la solution de continuité ne se combla pas; les jours suivants on enleva les points de suture et on élargit la plaie; on vit au fond la rate en partie décomposée, on en enlevait facilement des lambeaux, le reste de l'abdomen était indolent, maniable. L'opérée n'a jamais eu une température supérieure à 38°. L'élimination des lambeaux de rate continua jusqu'à ce que la malade mourût, le quarante-cinquième jour de l'opération.

« A l'autopsie on trouva les deux tiers de la rate friables près du hile, son aspect était normal. Dans le reste de l'abdomen on n'a constaté aucune altération. On rencontra de la tuberculose dans le poumon .»

Ces tentatives malheureuses ne sont pas en faveur de la ligature de l'artère splénique, il faut le dire. Dans les trois cas il s'agissait de rates énormes; dans le cas de M. Tricomi, de leucocythémie, conditions absolument défavorables et pour lesquelles les chirurgiens n'osant pas faire la splénectomie, tentèrent la ligature des vaisseaux.

Ce n'est donc qu'une intervention d'exception, qui ne saurait supplanter la splénectomie dans les mêmes conditions opératoires.

La splénectomie est donc le véritable traitement de la rate ectopique. En raison de sa statistique si séduisante, on se demande s'il ne faut pas y intervenir dans tous les cas. Comme toute intervention, elle comporte des contre-indications qui, pour ne s'être pas souvent rencontrées, ainsi que le démontrent nos observations, doivent toujours être présentes à l'esprit du chirurgien.

La plus importante est l'altération de la crase sanguine. En effet, dans tous les cas où l'on est intervenu par la splénectomie, quelle que soit d'ailleurs l'affection splénique, toutes les fois que cette dernière était sous la dépendance d'une lésion du sang, la mort s'en est suivie avec une fatalité désespérante. Dans la revue de Gilson (*Revue de chir.*, 1885, p. 317) nous voyons que la splénectomie a été pratiquée 19 fois pour leucémie, 19 fois la mort s'en suivit. La statistique de Dandolo (*Gaz. med., It. Lombarda,* 1893) relève 25 insuccès pour 25 interventions dans les mêmes cas.

L'observation unique avec succès dans la leucocythémie nous est donnée par Franzolini. Au moment de l'opération, l'examen du sang donnait, pour les globules blancs, un chiffre quintuple de l'état normal, mais il faut ajouter que la numération par les méthodes exactes n'a pas été faite. Banti et d'autres auteurs, d'ailleurs, tendent à considérer ce cas comme devant être rangé dans la splénomégalie de Debove.

On peut donc considérer la leucémie comme une contre-indication formelle. La splénectomie pour tumeur leucémique, dit Burckhardt (*Arch. f. kl. Ch.*, 1892, v. 43, p. 439-467), peut être regardée comme une erreur.

Parmi les vingt et quelques cas publiés il n'y en a qu'un qui ait guéri, celui de Franzolini ; encore la nature de la tumeur est-elle contestable. Le tableau est encore plus assombri si l'on se persuade bien que le nombre des cas non publiés n'est pas petit, et que ceux-ci ont dû avoir le même sort. La mort dans ces cas est arrivée par hémorrhagie.

La grosseur de la tumeur n'est pas un facteur indifférent pour la détermination à prendre. Péan considère un poids évalué à 3 ou 4 kilog. comme d'un mauvais pronostic.

Cette opinion est confirmée par le tableau d'Adelmann. La perte de sang éprouvée par l'ablation d'une tumeur aussi vasculaire, jointe au traumatisme de l'opération et au mauvais état général antérieur des malades, peut sans aucun doute compromettre le résultat de l'acte chirurgical.

Les adhérences augmentent singulièrement les difficultés opératoires, de plus leur déchirure est souvent suivie d'hémorrhagie en nappe des plus rebelles à arrêter ; ce sera donc là une circonstance avec laquelle il faudra compter.

Enfin l'état général du malade et l'existence de maladies graves concomitantes seront également des conditions qui dicteront au chirurgien la ligne de conduite qu'il aura à suivre. En dehors des contre-indications résultant de la nature de la tumeur, de ses qualités physiques (grosseur, adhérences) et de la nutrition générale, la splénectomie est indiquée.

Elle deviendra une intervention d'urgence quand il s'agira de complications graves, comme la torsion du pédicule, et l'étranglement interne.

En raison même de ces accidents qui peuvent survenir très brusquement, nous croyons que dans les cas de rates ectopiques qui ne comportent pas de contre-indications spéciales, il faille intervenir le plus tôt possible et ne pas laisser le malade exposé aux dangers d'une temporisation qui pourrait être regrettée.

Lorsqu'on devra s'abstenir, il faudra recourir en tout désespoir de cause, au traitement médical symptomatique, — il devra être plutôt dirigé contre les symptômes généraux que locaux. Le massage, les injections intra-spléniques, la faradisation, comme nous l'avons vu, sont plus dangereux qu'utiles.

La splénectomie résolue, le malade devra être soumis à un régime tonique reconstituant avant et après l'opération pour en augmenter d'autant les chances de succès.

Lorsqu'il s'agira d'hypertrophie malarique, un traitement quinique préalable ne saurait qu'avoir une influence favorable. Cette notion étiologique devra guider au décours des suites opératoires dans l'interprétation des phénomènes fébriles. Dans plusieurs cas, en effet, après la splénectomie on a signalé un retour des accès fébriles paludéens (MEEROVITCH, *Wratch*, 1893, p. 597; FRUSCI, *Attid. R. Accad. med. chir. d. Napoli*, XLVI, 1892).

Les suites opératoires dans tous nos cas opérés ont généralement été régulières. Dans un cas il y a eu des complications broncho-pulmonaires, déterminées par l'élimination de la ligature du pédicule; c'est là un fait tout à fait particulier ; il s'agissait certainement d'une ligature septique ou contaminée.

CHAPITRE XI

Phénomènes consécutifs à l'extirpation de la rate chez l'homme.

Les expériences pratiquées sur les animaux nous ont révélé une série de phénomènes à la suite de la splénectomie. Le plus souvent ils n'ont pas eu de consécration chez l'homme ; néanmoins un certain nombre ont été signalés. Nous serons bref sur ce sujet qui nous paraît plutôt une étude physiologique du ressort d'un travail sur la splénectomie en général.

Ils ne nous intéressent qu'autant qu'ils ne sont que des manifestations transitoires nullement préjudiciables à l'existence de l'opéré.

La rate n'est pas un organe indispensable de la vie. De nombreuses expériences avaient déjà démontré cette proposition avant que les extirpations de la glande vinssent les confirmer. Pline l'ancien (Historia naturalis, liv. XI, ch. XXI) se fait l'écho de la tradition de son temps en rapportant que les animaux ont survécu à la blessure de la rate et à la destruction de l'organe. La première expérience sinon d'extirpation d'une rate, mais de suppression de sa fonction jusqu'à ce qu'on fît la ligature des vaisseaux spléniques, remonte à 1866, et fut faite sur un chien par Malpighi. L'animal survécut et présenta ultérieurement une grande voracité.

Valnisnerius, Brunner, Bohn, confirmèrent les idées de Malpighi et professèrent que l'ablation de la rate loin de mettre les animaux en danger les faisait engraisser. Fuhrer, Ludwig, Bardeleben, au cours de leurs recherches eurent également des succès opératoires. Chacun connaît l'expérience de Vulpian dans laquelle il enleva la rate d'un chien qui survécut 6 ans et demi sans troubles appréciables.

De ces expérimentations variées nous ne voulons citer que les plus récentes, plus concluantes d'ailleurs, car elles ont été menées suivant les règles de l'antisepsie.

A leur relation se rattachent les noms de :

Zesas (*Arch. f. kl. chir.*, v. 38 p. 159), Winogradoff (*Wratch*, 1885), Pouchet (*Soc. de biol.*, 1876), Malassez et Picard (*Soc. de biol.*, 1878), Colin (*Traité de physiol. comparée*), de Renzi (*Morgagni Milano*, 1890), Orlando (*Rif. méd.*, 1892, v. 1), Emilianoff (*Arch. de phys., St-Pétersb.* 1893).

Si la splénectomie n'est pas en elle-même un danger immédiat, peut-être — comme l'ont insinué des chirurgiens anciens — à-t-elle des effets éloignés préjudiciables à l'existence.

A la suite de l'extirpation de la rate chez les animaux on a signalé des troubles fonctionnels variables et des modifications du sang et des organes hématopoiétiques.

Les premiers par leur variabilité, leur inconstance, nous paraissent de plus en plus douteux. Il y a pourtant quelques effets du dératement qui paraissent significatifs. Denis (*Journal des savants* , 1672) a noté que des chiens privés de rate prenaient un grand appétit, une grande tendance à l'engraissement. Les recherches de Colin, très multipliées à compter de 1850, sont d'accord avec cette observation.

Les modifications hématiques sont notées par tous les physiologistes après l'ablation de la rate chez les animaux. Winogradoff, *loc. cit.* Bizzozero, Salvioli constatent une diminution de la quantité des globules rouges ainsi que de l'hémoglobine. Billroth et Mosler signalent une diminution de la quantité des globules blancs tandis que Robin, Tauber, Winogradoff, Kourlow relatent leur augmentation aussitôt après l'opération pour s'abaisser ensuite et augmenter de nouveau quelque temps après.

Kourlow, qui a fait son travail chez Ehrlich, a donné l'étude la plus exacte et la plus complète sur les modifications de la composition morphologique du sang des animaux privés de rate qu'il a observés pendant deux ans. Voici le résumé de ses observations :

1° Les cobayes supportent facilement l'extirpation de la rate ; ils croissent, augmentent en poids et se reproduisent comme des animaux normaux.

2° Chez les cobayes privés de rate il se produit, après un temps plus ou moins long, une hypertrophie et une hyperplasie des glandes lymphatiques.

3° Parallèlement à l'augmentation des glandes il se produit ainsi une lymphocytose pendant la première année qui suit l'extirpation, de sorte que le 0/0 des lymphocytes s'élève de 30 jusqu'à 60 et plus, mais à la fin de la seconde année il tombe au-dessous de la normale.

4° Les leucocytes granuleux (ou provenant de la moelle des os) ne changent pas de forme, leur forme ne varie pas et ce n'est que par suite de l'augmentation du nombre des leucocytes que le 0/0 des leucocytes granuleux s'abaisse de 40-50 à 20 et même plus bas.

5° Une augmentation absolue ou relative du nombre des leucocytes granuleux démontre une maladie chez l'animal, généralement une suppuration provenant d'une opération faite avec peu de soin.

6° La quantité des grandes cellules mononucléaires ne varie pas après l'extirpation de la rate, aussi ne peut-on considérer cet organe comme le lieu de leur naissance.

7° A la seconde année il se produit une leucocytose éosinophile. La quantité des cellules éosinophiles augmente de 20 fois et plus. Emilianoff ne discute pas les résultats de ce travail si soigné, d'autant plus qu'il a expérimenté sur des chiens qui ont des globules blancs différents de ceux des cobayes.

Les cobayes, par exemple, ont des globules pseudo-éosinophiles et éosinophiles que l'on ne trouve pas du tout chez les chiens.

Il regrette que M. Kourlow ait négligé le moment le plus important après l'opération : les premiers jours qui suivent l'extirpation. N'ayant pas réussi à se faire une idée claire des changements du sang à cette période, il les attribue au trauma chirurgical, à la suppuration.

Voici les résultats des expériences d'Emilianoff sur le chien :

Pour chaque expérience il prend deux animaux sur lesquels il pratique chez l'un la laparotomie, chez l'autre la splénectomie.

1° Il se produit un faible abaissement constant du nombre des globules rouges chez les chiens privés de rate et une augmentation de ce même globule chez le chien de contrôle.

2° Une brusque augmentation du nombre des globules blancs chez le chien de contrôle et le chien dératé ; cette augmentation est plus forte chez ce dernier que chez l'autre. Le nombre de ces globules retourne à la normale bien plus vite chez le chien de contrôle.

3° Chez les chiens sans rate le nombre des jeunes éléments diminue au commencement parfois d'une manière assez considérable ; ensuite il augmente peu à peu et par la suite dépasse de beaucoup le nombre primitif ; tandis que chez le chien de contrôle, il augmente ordinairement un peu ou reste presque normal après l'opération et par la suite redevient normal.

4° Chez les chiens sans rate, la quantité des globules mûrs augmente rapidement, parfois même de 20 fois, tandis qu'elle reste à peu près normale chez le chien de contrôle. Cette augmentation se produit pendant cinq à six jours et s'abaisse ensuite peu à peu jusqu'à la quantité primitive.

Ces données se rapportent à la période de temps qui suivait immédiatement l'opération, c'est-à-dire aux deux premières semaines. Outre ces données le sang des chiens dératés possède certaines particularités au point de vue des globules blancs. Le noyau et le protoplasme des globules mûrs se colorent plus faiblement que ceux de mêmes globules avant l'extirpation de la rate.

Les globules lobulés forment la majeure partie des globules mûrs. Après l'extirpation on trouve aussi une quantité considérable de globules en voie de destruction, ce qui fait ressembler le sang de ce chien sans rate au sang de la veine splénique. On trouve aussi des globules nombreux ressemblant à ceux trouvés par Ouskow.

Chez l'homme splénectomisé, on observe également des altérations dans la constitution du sang. Les résultats consignés sont plus ou moins précis, plus ou moins détaillés, en raison même de la difficulté des examens hématologiques et l'instrumentation qu'ils nécessitent.

Il s'agit en général d'une leucocytose plus ou moins accentuée, d'une diminution des hématies et d'un abaissement du taux de l'hémoglobine.

Quoi qu'il en soit de ces troubles plus ou moins accentués dans l'hématopoïèse, lorsqu'ils dépendent de l'intervention, il survient après un laps de temps variable une restitution complète ad integrum.

D'après les recherches faites sur les animaux les lésions du sang coïncideraient avec des modifications dans les organes hématopoïétiques. C'est ainsi qu'on a signalé l'hypertrophie des ganglions lymphatiques et du corps thyroïde, des altérations histologiques de la moelle des os, etc. Ces phénomènes seraient l'expression d'un travail de suppléance fonctionnelle pour remplacer la rate extirpée.

Des faits analogues ont été relevés après la splénectomie chez l'homme, mais avec une inconstance peu en rapport avec les affirmations des physiologistes. Nous n'avons rien observé d'analogue chez les deux malades opérés par le Dr Hartmann. Ici encore il s'agit de troubles transitoires sans importance pour le pronostic éloigné des opérés.

CHAPITRE XII

Manuel opératoire.

Pour pouvoir être pratiquée avec le plus de chances de succès, la splénectomie exige que le chirurgien se conforme, avant, pendant et après l'opération, à toutes les règles de l'asepsie et de l'antisepsie la plus rigoureuse; nous croyons inutile d'insister sur ce point qui est aujourd'hui un axiome en chirurgie; nous pensons cependant devoir dire que dans le cas particulier comme dans toute intervention nécessitant une ouverture large de la cavité péritonéale, on devra donner toutes ses préférences à la méthode aseptique. En dehors de ses avantages incontestés, cette dernière permettra d'éviter les phénomènes d'intoxication possible avec l'usage des antiseptiques (obs. Bollici).

Opération.

Passons aux divers temps de l'opération :

Premier temps : *Incision des parois abdominales.* — Les différents auteurs qui ont pratiqué la splénectomie ne se sont pas toujours rencontrés sur le choix de l'incision à employer. On a fait l'incision médiane, l'incision sous-costale, l'incision latérale le long du bord externe du muscle droit abdominal, etc. La première est celle qui a été le plus communément adoptée dans le cas d'intervention pour rate ectopique. Elle nous semble aussi être celle qu'on devra choisir : la section des plans abdominaux sur la ligne blanche est moins sanglante que suivant tout autre tracé, fait qui n'est pas sans intérêt si l'on considère la prédisposition des tissus à l'hémorrhagie dans les tumeurs de la rate; elle est moins... et plus esthétique, de plus elle laisse une cicatrice solide. Dans des circonstances toutes spéciales, le choix des autres voies sera dicté par l'initiative de l'opérateur et basé sur l'appréciation raisonnée de la tumeur.

La longueur à donner dépend du volume de la masse à extraire ; il n'est pas de règles à ce sujet. La division des plans se fera couche par couche en assurant au fur et à mesure l'hémostase jusqu'au péritoine ; à l'ouverture de ce dernier on redoublera d'attention en prévision de toute éventualité.

Deuxième temps : *Dégagement de la tumeur, son attraction au dehors.* — C'est le temps le plus difficile. Après avoir protégé les surfaces de section à l'aide de compresses stérilisées, et entr'ouvert les lèvres de la plaie, on reconnaîtra la tumeur plus habituellement sous-jacente à l'épiploon. Ici deux cas peuvent se présenter : l'épiploon n'est pas adhérent ; il suffit alors de le saisir par en bas, de le relever comme un tablier jusqu'au bord supérieur de la tumeur et de le refouler par en haut où on le maintiendra à l'aide de compresses. L'épiploon est adhérent : si la libération est facile soit par la lâcheté ou le peu d'étendue des adhérences, on décollera ces dernières en apportant un soin particulier à l'hémostase, sinon on y renoncera de suite sans s'exposer à la déchirure de sa trame ou du parenchyme de la rate, on procédera au dégagement en bloc de la masse splénique coiffée du repli séreux.

Pour dégager la tumeur, en raison de son extrême vascularité et de sa friabilité, on ne peut songer à la saisir avec des pinces ; la main seule devra faire cet office, on insinuera un ou plusieurs doigts au-dessous de son bord le plus déclin, puis on les portera sous la face postérieure pour la soulever doucement et l'engager de champ dans la plaie.

Dès qu'une portion de la tumeur aura pu être ainsi dégagée les aides exerceront sur les parois abdominales de légères pressions de dehors en dedans et d'avant en arrière, de façon à faire glisser les lèvres de l'incision sur la surface de la rate, et à aider à son issue, en agissant par expression.

Lorsque la rate sera ainsi complètement herniée et qu'on se sera rendu compte qu'elle n'a pas laissé passage à aucune anse intestinale, on examinera attentivement l'épiploon gastro-splénique pour en apprécier les dimensions et la vascularité en vue des différentes ligatures qu'on devra appliquer ultérieurement.

C'est ainsi que les choses se passent habituellement ; mais il peut arriver que des adhérences aux organes voisins s'y opposent. La conduite à tenir en général est de détruire les liens d'union aux dépens du feuillet séreux et non de décortiquer l'organe, sous peine d'hémorrhagie grave.

L'épiploon a été reconnu si adhérent qu'il n'a pas pu être détaché et qu'on s'est décidé à l'amener au dehors avec la tumeur. On tentera encore un effort en faisant l'hémostase successivement ; s'il échoue on se résignera à le lier en masse aussi bas que possible sur sa partie libre et on le sectionnerait entre deux séries de ligatures.

3e TEMPS : *Ligature du pédicule. Détachement de la tumeur.* — Lorsque la tumeur splénique a été complètement libérée et le pédicule bien examiné on procédera à la ligature de ce dernier. Dans ce temps opératoire les splénectomistes ont varié de conduite, probablement selon les circonstances ; les uns ont fait la ligature en masse,les autres la ligature en chaîne en divisant le pédicule en plusieurs faisceaux ; quelques-uns enfin, après avoir fait des ligatures séparées ont, pour plus de sécurité, replacé encore une ligature en masse.

Il est difficile de donner des règles précises à ce sujet, puisque les deux procédés ont assuré chacun dans nombre de cas l'hémostase parfaite.

Certains chirurgiens recommandent de lier l'artère splénique en premier lieu afin de permettre le retour du sang veineux de la rate dans la circulation générale et faire une économie dans la perte sanguine par l'organisme. Cette conduite paraît sage à suivre quand il est possible d'isoler facilement l'artère.

Les ligatures à la soie sont celles qui sont le plus communément employées dans la chirurgie abdominale et trouvent également une indication dans le cas particulier. Elles devront être soigneusement stérilisées si l'on ne veut pas avoir des complications septiques, comme cela est arrivé dans un cas.

Le pédicule solidement lié il reste à détacher la tumeur. Avant d'opérer la suture de l'épiploon gastro-splénique on placera une ou plusieurs pinces hémostatiques près du hile et on coupera entre la ligature et ces derniers. Cette précaution n'est pas inutile. Elle évite l'inondation du champ opératoire par le sang qui s'écoulerait sans elle de l'organe enlevé.

Lorsque la queue du pancréas est comprise dans le pédicule il est préférable d'éviter sa suture ; cette dernière a été faite d'ailleurs sans aucun inconvénient.

Le pédicule sera examiné avec la plus grande attention pour s'assurer d'une hémostase parfaite. Cette injection terminée, le tronçon pédiculaire sera réduit dans la cavité abdominale ou fixé dans l'angle supérieur de la plaie. Ces deux conduites ont été suivies. La réduction pure et simple est la pratique la plus communément employée, suppose une certitude ferme de l'oblitération parfaite des vaisseaux spléniques et de l'asepsie des ligatures, la fixation dans l'angle supérieur de la plaie opératoire est au contraire une mesure de prudence tant au point de vue de l'hémorrhagie secondaire que des complications septiques; néanmoins elle demande pour être faite, l'existence d'un pédicule assez long, ce qui n'est pas toujours le cas. L'initiative personnelle du chirurgien le déterminera selon les circonstances dans tel ou tel sens.

QUATRIÈME TEMPS : *Fermeture du ventre.* — Ce moment de l'opération n'est autre que celui de la laparotomie. On procédera à la réunion de la plaie de la paroi abdominale, après une revue et toilette soignée de la cavité péritonéale et on procédera par la suture à étages de façon à obtenir une cicatrice ferme, solide.

Il peut arriver qu'au niveau de la rupture des adhérences il se fasse une hémorrhagie en nappe difficile à arrêter; un tamponnement aseptique à la Mikulicz dans ce cas sera l'indication à suivre; il sera en effet une sauvegarde en cas d'éventualité fâcheuse.

Nous croyons inutile d'insister sur les soins consécutifs, qui sont ceux de toute opération de ce genre.

OBSERVATIONS

PREMIÈRE PARTIE

Rates ectopiques opérées.

OBS. 1. — Cas de FERRERIUS (1711). *Périsplénite suppurée. Extraction de la rate. Guérison.* Rapporté par FONTANI, in Diss. inaug. de THIELE, Berlin, 1886. — Femme de 30 ans ; à la suite d'un accès fébrile en janvier 1711, il y eut une augmentation de l'abdomen, surtout au niveau de la partie supérieure de l'hypogastre. La tuméfaction dure, douloureuse, s'accentua de jour en jour. Œdème de la jambe gauche. Au bout de quatre mois, amaigrissement considérable, fluctuation au niveau de la tuméfaction.

Incision à 3 travers de doigt au-dessous de l'ombilic et à gauche. Écoulement de pus fétide pendant de nombreux jours. Douleurs violentes. Fusée purulente s'ouvrant à l'ombilic. Par les deux orifices s'écoule un pus fétide. Plus tard, à l'ouverture ombilicale, apparition d'un organe bleuâtre pris d'abord pour l'intestin, reconnu ensuite pour la rate. Extirpation facile.

Rate : longueur = 8 travers de doigt.
largeur = 4 — —
épaisseur = 2 — —

Guérison complète. Grossesse ultérieure.

OBS. 2. — Cas d'URBINATI (in FRANZOLINI). *Della Estirpazione della Milza all'uomo.* Torino, 1882, p. 54. — La première opération d'Urbinati est citée par Péan avec des lacunes et quelques inexactitudes.

Mon ami, l'illustre chirurgien Domenico Perruzzidi Lugo, qui assistait à l'opération dans ce cas, me donna les informations suivantes :

Le Dr Attilio Urbinati, chirurgien primaire de l'hôpital civil de Casena (et non Urbinato de Casana comme dit Péan) exécuta sa première splénectomie dans ledit l'hôpital en 1874. L'opérée vécut quatre jours et le rapport nécroscopique fit voir que la mort ne provenait pas de péritonite septique mais bien d'un accident fortuit, c'est-à-dire d'une rotation de l'estomac sur lui-même survenu par suite d'un énorme développement de gaz. La rate extraite pesait

2,275 gr.; l'opération fut excessivement difficile, surtout à cause de l'athéromatose de l'artère splénique.

La nécroscopie démontra qu'aucune hémorrhagie n'était venue déranger le processus de réparation du très grave trauma chirurgical.

N. B. — Cette observation est classée dans les différentes statistiques dans la catégorie des rates mobiles. Nous ne l'acceptons que d'après l'autorité de Franzolini, car rien dans sa relation ne permet de la classer d'une façon quelconque.

Obs. 3. — Cas de Martin. Zur laparosplenotomie, par Czerny. *Wiener Med. Wochensch.*, 1879, n° 15. — Pauline B..., 31 ans, rachitique, cyphotique, réglée à 11 ans. A 21 ans, rhumatisme articulaire et depuis palpitations. Deux grossesses en 1871 et 1875.

Quelque temps après, douleurs dans le côté gauche du ventre; ensuite endocardite mitrale; à l'examen on découvrit une rate mobile, sans qu'aucun symptôme signalé par la malade n'y détermine.

Malade amaigrie. Les douleurs dues à la mobilité de la rate empêchent tout travail. Palpitations, métrite chronique; soignée partout sans résultats.

Fin 1876. Douleurs hypogastriques qui semblent en rapport avec la rate mobile. Douleurs dans celle-ci même. Traitements divers inutiles.

La malade me consulte, accuse des douleurs de plus en plus grandes dans la rate. Les examens du sang, répétés, ne font rien reconnaître d'anormal. Examen physique facile; abdomen à parois minces; on peut saisir entre les doigts l'organe mobile.

Le hile de l'organe, à peine augmenté, est appréciable au toucher, on sent battre les vaisseaux. On apprécie facilement plusieurs petites encoches sur le bord de l'organe.

A la percussion, région splénique sonore, absence de matité. Au repos prolongé au lit, la rate se remet en place, est appréciable à la percussion; après une marche prolongée, l'extrémité inférieure se place à l'entrée du détroit supérieur et se laisse apprécier par le toucher; une légère pression fait filer la tumeur en arrière de l'utérus ou à côté dans le petit bassin; prolapsus utérin.

Martin pense que tous les symptômes douloureux proviennent de la rate, mobile; celle-ci, est en effet, douloureuse à la pression même sous le chloroforme. Les douleurs cessent dès qu'on la réduit et reparaissent dès qu'elle se redéplace. Elles sont d'autant plus violentes, que la malade reste plus longtemps debout.

Exagération des douleurs pendant la digestion. En raison du peu de mobilité antérieure (il y a 1 an), et de l'insensibilité à la pression d'alors, de l'apparition des douleurs avec la mobilité plus grande, je dois reconnaître deux causes à celles-ci.

Tout d'abord *une modification* de l'organe: Hypertrophie, périsplénite. *Tiraillement* du pédicule et des organes en connexion par le *péritoine*. Le péritoine était irrité car dans la crise paroxystique il y avait vomissement.

En raison de l'intensité des douleurs ne laissant pas trêve à la malade, on fit l'opération, 13 mai 1877.

Incision médiane de 10 centim. jusqu'à l'ombilic sur la tumeur luxée en ce point.

Trois groupes de vaisseaux liés séparément.

Groupe moyen contenait quelques artères et la veine splénique, de la grosseur d'une plume d'oie.

A la troisième ligature le fil cassa, et il se produisit immédiatement un hématome. Alors ligature en masse, section de la rate, il s'en écoule peu de sang. Réduction du pédicule, fermeture du ventre. Durée de l'opération, 21 minutes.

Ligatures à la soie. Pas de fièvre. Réunion par première intention.

Rate guère plus grosse et plus lourde que la rate normale. Traces (étoiles) de périsplénite ; nullement pathologique dans son parenchyme.

Trois semaines après l'opération, la malade reprend son occupation, considérablement améliorée.

Examen du sang, rien d'anormal.

OBS. 4. — Cas d'AONZO (in FRANZOLINI). *Della extirpazione della Milza all'uomo*, Torino, 1882, p. 55-56. — En 1878, 16 juin, le Dr Andréa Aonzo, chirurgien de l'hôpital de Savone, fit une splénectomie pour une rate hypertrophique et mobile.

La tumeur extirpée vide de sang, pesait 4,510 gr. Deux conditions favorisaient l'opération : la mobilité de la tumeur, et la longueur du ligament gastro-splénique qui atteignait 16 centim.

Quant aux particularités anamnestiques opératoires de ce cas, on sait que le sujet était une femme de 24 ans, mariée, enfants ; que l'existence reconnue de la tumeur datait de plus de deux ans, suivie de perte d'appétit, vomissement, sentiment de suffocation, malaise immense pendant toute occupation, d'anémie progressante, et d'ascite.

Les souffrances forcèrent la femme à réclamer l'opération.

A travers les parois abdominales la tumeur se percevait dure, immobile, ellipsoïde ; elle était tombée dans l'excavation pelvienne et s'appuyait contre la symphyse pubienne.

On ne dit pas que la malade ait souffert de malaria, ni si la composition de son sang était normale.

16 juin 1878. Incision sur la ligne blanche, juste au-dessus du pubis, allant à 5 centim. au-dessus de l'ombilic. Le péritoine, ouvert d'abord par une boutonnière inférieure pour évacuer le liquide, puis dans toute l'extension de la plaie pariétale, le grand épiploon déplacé, on reconnaît la rate adhérente à l'épiploon, à la voûte du diaphragme et à la région lombaire.

Les adhérences furent facilement rompues avec les doigts et la rate tirée dehors.

Avec un double fil métallique on put lier en masse le ligament gastro-splénique, qui se porta d'un seul coup au niveau du hile ; on ferma l'ouverture avec des éponges afin d'empêcher la pénétration du sang, coulant du viscère, dans la cavité.

Fixation du pédicule à l'angle supérieur de la plaie qui fut suturée. La malade supporta très bien l'anesthésie (on ne dit pas si chloroform. ou autre) ; la durée de l'opération ne dépassa pas 40 minutes.

Malheureusement la malade mourut à peine 3 heures après, par collapsus, paraît-il ; les détails précis sur l'autopsie manquent.

La tumeur, privée de sang, mesurait 38 centim. de long., 20 de largeur et 8 d'épaisseur.

C'était une tumeur colossale.

N. B. — Cette observation pourrait être aussi bien considérée comme celle d'une rate malarique hypertrophiée avec plus ou moins de mobilité. Nous la donnons ici parce que universellement on la considère comme une rate « mobile », ectopiée, disons-nous.

Obs. 5. — Cas de Czerny. Zur Laparosplenotomie. *Wien. med. Wochenschr.*, 1879, n° 15. — F. B. S..., 24 ans, n'a jamais été malade dans sa jeunesse, réglée à 16 ans régulièrement.

Mariée à 18 ans, elle habitait dès lors à Frendenheim, pays malarique. Au sixième mois de grossesse, chute sur un cuveau. Quelques jours de repos, puis tout rentra dans l'ordre, quoique plus tard la malade incrimine cette chute.

Mai 1873. Accouchement pénible; déchirure; depuis, hémorrhagie; faiblesse; syncope ; fièvres, douleurs dans le ventre.

A la Noël, nouvelle grossesse. Cessation des symptômes.

Août 1874. Deuxième accouchement, facile. Trois mois après, hémorrhagie, etc.

Vomissements et douleurs violentes dans le ventre plus fréquents les deux dernières années.

Déjà en février 1878, on avait constaté que la vessie et l'utérus étaient sensibles, le col épaissi était allongé, hypertrophié ; l'utérus mobile. Scarifications. Amélioration.

Examen, 6 mars 1878. — Dans la région gauche du ventre commençait au rebord des côtes une tumeur réniforme, dont la longueur, à partir du bord antérieur de la onzième côte jusqu'à proximité de la symphyse, était de 22 centim.

Largeur 11 centim. Le bord concave regarde à droite et se trouve près du nombril. Surface très lisse. Consistance molle, pâteuse, pas de fluctuation, on peut soulever le bord inférieur jusqu'au nombril. A droite on peut lui faire dépasser le bord droit du muscle droit.

La matité hépatique commence sur la ligne mamillaire à la sixième côte et va jusqu'à la hauteur de l'ombilic.

A l'épigastre, son tympanique jusqu'à la ligne gauche parasternale. En dedans et en bas, la tumeur est recouverte d'intestins; région splénique mate depuis la huitième côte au rebord des fausses côtes.

Ovaires sensibles, le droit est palpable. Poumons et cœur normaux. Urine 725-660 c. c.; poids 1,027; beaucoup d'urates, quelques cellules vésicales ; cristaux phosph.-ammoniaco-magnésiens; pas d'albumine.

Examen du sang, rien d'anormal.

En raison de la forme de la tumeur, de la différence de sonorité lombaire (position genu-pectorale) plus claire à gauche, à cause de l'altération de l'urine, du recouvrement de la tumeur par les intestins (diagnostic porté avec M. Friedreich : rein mobile) — on décide l'extirpation en raison de la dégénération probable de l'organe, en raison des douleurs à la pression.

Opération. — Incision médiane de 12 centim. (au-dessus et au-dessous de l'ombilic) ; immédiatement la rate apparaît être la tumeur. Extraction de l'organe non adhérent, compression par les aides du pédicule, ligature ; section ; réduction, suture abdominale.

Poids de la rate exsangue, 365 gr. Long. 23 centim., larg. 12 centim., épaisseur 6 centim.

Examen par le professeur Arnold. — Hypertrophie simple.

Suites opératoires, normales. Apyrexie; quelques vomissements ; nausées. (Glace, champagne, café).

9 juillet. Changement du pansement.

Le 13. Ablation des sutures. Réunion. Ganglions inguinaux droits tuméfiés, douloureux.

Le 14. Ganglions inguinaux gauches tuméfiés, douloureux. Appétit meilleur. Douleurs abdominales.

Le 19. Lever.

Le 24. Attaque d'hystérie.

4 août. Sortie avec ceinture abdominale. Aspect extérieur général satisfaisant, ganglions encore tuméfiés.

20 juillet et 3 août. Sang : 1 globule blanc pour 300 rouges, par rapport à 1/400

Revu la malade le 31 septembre, 21 novembre 1878 et 15 janvier 1879. Amélioration rapide par séjour à la campagne ; baisse après retour à la maison.

Aussitôt après l'opération, elle pesait 80 livres, antérieurement elle avait pesé de 86 1/2 à 96 livres. Règles au milieu d'août durant six jours. Nutrition bonne; mange soupe, viande, café, boit beaucoup d'eau, pas de vin.

Urines et selles régulières. Plaie à peine visible, un peu sensible comme l'abdomen. Sur la ligne axillaire gauche, de la huitième côte jusqu'au rebord, il y a matité. Hypertrophie ganglionnaire disparue.

Examen du sang, par le Dr Henck. — Diminution légère des hématies. Finalement taux normal, épistaxis fréquentes, courtes ; souvent œdème de la jambe gauche.

État en un mot satisfaisant, encore des attaques d'hystérie comme depuis cinq ans. Amélioration par le KBR, guérison complète.

Obs. 6. — Donat. *Arch. f. klin. chir.*, 1087, t. XXXIV. — Femme de 25 ans, mariée depuis sept ans. En mai 1880, il y a cinq ans, elle a eu deux jumeaux. En fin août de la même année, elle remarque que son bas-ventre grossit, si bien qu'elle se croît de nouveau enceinte. En même temps, elle a de fréquents accès de fièvre, des frissonnements et éprouve dans le côté gauche du ventre de violentes douleurs et des brûlures. Un médecin lui déclare qu'elle a une rate mobile et lui donne de la quinine et de l'arsenic; depuis ce moment elle souffre presque constamment de violentes douleurs dans le côté gauche du bas-ventre, auxquelles s'ajoutent des céphalées fréquentes, amaigrissement, pâleur et de temps à autre subictère. Elle mène cependant deux nouvelles grossesses à terme, la dernière en avril 1885. Mais en raison de la persistance des douleurs, elle doit sevrer son enfant et vient réclamer une intervention.

30 juillet 1885. La malade a l'aspect d'une femme qui a souffert depuis longtemps. A l'examen de l'abdomen, on est frappé de la minceur des parois qui laissent voir les mouvements de l'intestin et ceux de la tumeur. Le bas-ventre paraît augmenté et bombe du côté gauche. L'extrémité supérieure de la rate hypertrophiée, se trouve à 3 centim. au-dessous du rebord costal gauche, l'extrémité inférieure au niveau de la symphyse pubienne. Le bord droit est presque médian à 2 centim. de la ligne blanche; le bord gauche est latéral à 12 centim. La tumeur a des bords n ts; elle est mobile, se déplace facilement dans toutes les directions; elle peut être facilement refoulée en haut au point de disparaître presque complètement sous le rebord costal, mais elle n'y reste pas fixée. Pas de matité splénique. Les ganglions inguinaux sont un peu augmentés.

23 août 1885. Incision médiane s'étendant de 8 centim. au-dessus et de 6 au-dessous de l'ombilic. La rate est facilement amenée au dehors du ventre. On lie isolément chaque vaisseau du ligament gastro-splénique et l'on en fait la section entre deux ligatures; une fois tout ce ligament sectionné, la rate bascule d'elle-même, ce qui amène à portée le ligament phrénico-splénique. On lie isolément les vaisseaux qui s'y trouvent, on les sectionne et la rate est enlevée. Réunion totale de la plaie.

La rate enlevée a environ huit fois le volume d'une rate normale, elle a une couleur rouge sombre : à la section il s'en écoule 350 gr. de sang, et il reste une rate de 460 gr., mesurant 17 centim. de long, 12 de large et 5 d'épaisseur. Guérison.

Quelques jours avant l'opération, le sang contenait 4,610,200 globules rouges, 1 blanc pour 250 rouges. Le vingt-deuxième jour, il y avait 3,580,000 globules rouges, 3 à 5 globules blancs pour 1,000 globules rouges. En février 1885, 5,000,000 globules rouges, 5 à 6 globules blancs pour 1,000 rouges.

Le 10 novembre 1885, la malade a des accès de fièvre, est anémique; quinine sans résultat; amélioration par l'arsenic. Pas d'hypertrophie ganglionnaire.

Le 10 janvier 1886, état excellent sans hypertrophie ganglionnaire ni thyroïdienne.

Le 22 juillet 1886, accouchement normal d'une enfant.

Obs. 7 (résumée). — *Rate mobile. Torsion du pédicule. Réaction péritonitique. Splénectomie. Guérison.* Albert, *Verhandl. d. Ges. f.*

Chir., 1885, t. XIV, p. 63. — Femme, 34 ans, entrée dans la clinique d'Albert, le 18 février, dans un état d'anémie très prononcé. Pendant sa jeunesse, fièvres intermittentes. A 23 ans, grossesse à terme; depuis cette époque, les règles sont irrégulières. Elles sont venues pour la dernière fois extrêmement abondantes, le 1er février.

Cette malade raconte que depuis un an elle porte dans l'hypochondre gauche une tumeur du volume d'un œuf de poule, douloureuse pendant la marche et la station debout. Une pression exercée à ce niveau aurait déterminé des nausées et des vomissements de matières noires. Pendant un an, cette tumeur ne subit aucune modification. Le 15 février, après avoir dansé de 8 heures à 1 heure du matin, sans être lacée, ni corsetée, elle fut prise de nausées et, rentrée chez elle, se mit à avoir des vomissements noirs. Elle remarque à ce moment que la tumeur est située plus bas et plus à droite qu'auparavant. L'abdomen se tuméfie et devient douloureux.

A l'entrée à l'hôpital : Malade très pâle, anémiée, 160,000 globules rouges et 26,000 leucocytes par millimètre cube; douleurs abdominales, nausées et vomissements continuels, 38°,9. Le ventre est tuméfié; au palper, on trouve une tumeur abdominale occupant l'hypochondre droit, l'épigastre, descendant jusqu'au voisinage du pubis gauche, obliquement dirigée par conséquent en bas et à gauche. Cette tumeur est un peu douloureuse, mate, un peu mobilisable mais douloureusement, immobile pendant les mouvements respiratoires. Elle est lisse et séparée de la paroi antérieure par une mince couche de liquide.

8 mars. Incision médiane du nombril au pubis. Après écoulement d'un litre et demi de liquide ascitique on voit la tumeur de couleur bleu violacé, présentant à sa surface quelques caillots sanguins et sur ses bords quelques molles adhérences qui la relient à la paroi. Quelques adhérences analogues en arrière avec l'intestin et l'épiploon. Il est facile de voir qu'il s'agit d'une rate hypertrophiée et ectopiée. Une deuxième incision perpendiculaire à la première est dirigée transversalement de l'ombilic vers la droite. Le pédicule, qui a le volume de deux doigts, s'insère sur le milieu de la face postérieure de la tumeur. Il est enserré en deux points, au niveau du hile et 6 centim. plus loin par des bandes conjonctives formées par le bord droit de l'épiploon et par la queue du pancréas que fixent des fausses membranes. Ce pédicule est détordu de 180° par un mouvement de rotation de droite à gauche et de bas en haut. Il est sectionné entre deux ligatures en masse. Toilette du péritoine. Suture. Guérison.

La rate enlevée pesait 2,700 gr., elle avait 21 centim. de long sur 17 centim. de large. Son parenchyme était noirâtre et le microscope montra qu'il s'agissait d'un infarctus splénique.

Trois semaines après l'opération : 3,660,000 G. R.
12,000 G. B.

Obs. 8 (résumée). — *Rate mobile. Torsion du pédicule. Splénectomie. Guérison.* Prochownick. *Deutsch. med. Woch.*, 1885, p. 479. — Femme de 41 ans, vient consulter pour des pertes rouges continuelles. 15 accouchements et 4 avortements, le dernier le 20 novembre 1884. Déjà longtemps avant la dernière grossesse, la malade éprouvait de la lourdeur dans le ventre et une tension douloureuse à la base du thorax; parfois même les douleurs étaient telles qu'elles amenaient de la boiterie tantôt à droite, tantôt à gauche.

Dilatation, curettage et lavage de l'utérus. Pendant l'anesthésie, on constate la présence d'une tumeur, indépendante de l'utérus, mobile et peu sensible. Sa forme, l'absence de matité splénique, la présence des reins dans leur situation normale font penser à une rate mobile.

Pendant plusieurs semaines, on essaie de calmer les douleurs et de faire cesser les troubles de la marche. Ceux-ci se montrent soit dans le membre droit, soit dans le membre gauche, suivant que la rate se déplace de l'un ou de l'autre côté, spontanément ou parce qu'on l'y refoule. Tous les bandages, pelotes ou pessaires ne provoquent aucun soulagement.

Laparotomie. — La rate hypertrophiée mesure 21 centim. sur 15; son pédicule, très large et assez long, est tordu sur son axe d'un demi-tour. On la dégage de la partie droite de l'excavation. Après détorsion, son pédicule se raccourcit fortement et diminue de moitié par suite de son élasticité. Une première ligature en masse est placée, puis chacun des vaisseaux est lié séparément. Réduction du pédicule. Guérison.

La malade reprend des forces, des couleurs, rajeunit au point qu'elle est méconnaissable, sa démarche est facile et elle n'éprouve plus la moindre pesanteur.

Obs. 9 (résumée). — *Extirpation de rate ectopique et hypertrophique.* Professeur Ant. Ceci (communication à la *Réunion de la Société chirurgicale* à Rome, 1886). — Marie C..., 17 ans, s'est toujours plaint dans son enfance de douleurs abdominales. Souvent obligée d'interrompre son travail à cause de vertiges, palpitations, inquiétude, douleurs aiguës dans tout le ventre plus fortes à l'hypochondre gauche qui s'étendaient jusqu'à l'épigastre et de là à la région du cœur, à l'épaule. Le 5 janvier : battements du cœur fréquents et tumultueux.

Suffocation, angoisse. A mesure que le volume du ventre augmente, les forces diminuent.

Entrée à l'hôpital le 6 janvier 1886.

Apparence d'une fillette de 12 ans. Les mamelles sont celles d'une enfant. Thyroïde de la grosseur d'un œuf de poule. Abdomen augmenté de volume, surtout à gauche.

Ombilic déplacé à droite. Parois abdominales flasques et très larges, eu égard au contenu de la cavité.

Palpation. — Grosse tumeur qui s'abaisse pendant l'inspiration et occupe toute la partie antérieure de l'abdomen. Surface lisse, régulièrement convexe. Consistance uniforme et élastique. En haut elle se rapproche presque de l'arc costal, en bas du contour pelvien. Très mobile. Bords anguleux à l'exception de celui qui correspond à la région iliaque gauche qui est obtus. Pas d'adhérences avec la paroi antérieure de l'abdomen. Aucune connexion avec les organes de l'excavation pelvienne.

Examen du sang. — La quantité des éléments morphologiques du sang est faible. Le nombre des globules blancs est diminué.

Diminution de la substance colorante du sang.

Diagnostic. — Ectopie de la rate.

Splénectomie nettement indiquée.

OPÉRATION. — Incision médiane d'un peu plus de 23 centim., de deux travers de doigt de la symphyse pubienne à un point situé un peu au-dessous de l'appendice xiphoïde.

Incision du péritoine. L'épiploon repoussé, la rate est à découvert. La tumeur poussée vers la droite vient en regard de la plaie abdominale. Le viscère étant sorti, on exécute une rotation sur son axe transversal dans le but de mettre en évidence le pédicule.

Pédicule très court et très gros, très riche de tissu adipeux résistant, d'un diamètre d'un peu plus de 11 millim. Vaisseaux très gros. Ligature du pédicule par une triple suture. Cautérisation au thermocautère de la partie sectionnée. L'épiploon est remis en place sur les intestins. Suture péritonéale par un surjet de catgut. Suture de la peau.

Pansement de Lister.

Après l'opération. — Délire pendant toute la nuit. Puis profond abattement. Accès de dyspnée très violente accompagnée de fortes douleurs précordiales s'irradiant dans le bras gauche. Nausées, vomissements. Fréquence du pouls. Inhalations d'oxygène qui seules parviennent à arrêter ces graves accidents.

Le troisième jour, amélioration notable. Dyspnée devient plus rare. Pouls, plus plein, descend à 130 et 120.

Le cinquième jour, élévation de température à 38°,5. Douleurs superficielles à la blessure.

Le sixième jour la température atteint 39°,5.

Le huitième jour la température atteint 39°,1.

Le pansement est renouvelé.

Les bords de la blessure paraissaient tuméfiés, verts, noirâtres. Zones nécrotiques aux points de suture. La ligne de suture s'ouvrait excepté dans une zone de 3 centim. au niveau de l'ombilic où s'était faite la réunion par première intention. La suture péritonéale était détruite : les intestins, le bord du foie, apparaissaient couverts de masses nécrotiques grisâtres, tous conglobés à la surface. Désinfection énergique et pansement à la gaze iodoformée.

Le dixième jour, élévation de température (39°,5). Rougeur considérable et tuméfaction des bords de la solution de continuité s'étendant rapidement à toutes les parois du ventre. Erysipèle rapidement dompté par une application de 10 p. 100 de trichlorophénol de glycérine.

Amélioration dans l'état de la plaie.

Après plusieurs accès d'érysipèle (vingt-quatrième jour, 27 mai), le 11 mai la température tomba à 36°,6 et il s'ensuivit une apyrexie durable.

Le 28 mai, la malade se lève. Elle avait très peu d'appétit. La thyroïde semblait encore plus grossie.

Le 16 juin, sortie de l'hôpital. Elle ne pouvait rester longtemps debout. Marche pénible. Douleur dans les os du tarse. Visage pourtant suffisamment coloré.

Examen du sang. — 5 mai. Globules rouges suffisamment colorés, réguliers dans la forme. Diamètre 5,5 μ à 7,5 μ, ont une tendance à se réunir en colonne.

Globules rouges = 4.200.000	}	1 à 170
— blancs = 25.000	}	

A l'hématomètre de Fleischl on a 85 à 90 degrés.

Le 10 mai. Mêmes caractères des globules sanguins.

Globules rouges = 4.200.000	}	1 à 176
— blancs = 25.000	}	

12 juillet. Mêmes caractères.

Globules rouges = 4.600.000	}	1 à 191
— blancs = 24.000	}	

18 août. Mêmes caractères.

Globules rouges = 4.400.000	}	1 à 293
— blancs = 15.000	}	

22 octobre. Mêmes caractères.

Globules rouges = 4.700.000	}	1 à 290
— blancs = 16.000	}	

Le 30. Sang avec les mêmes caractères.

1° à jeun.

Globules rouges = 4.800.000	}	1 à 152
— blancs = 24.300	}	

2° après le repas.

Globules rouges = 4.800.000	}	1 à 200
— blancs = 23.900	}	

Depuis la moitié du mois d'août le malade a repris ses occupations habituelles Aspect florissant.

3 février 1887. Globules rouges de formes normales : la plupart ont un diamètre de 7 μ. Les globules blancs = 8 μ. De rares microcytes.

Globules rouges = 4.480.000	}	1 à 261
— blancs = 17.000	}	

A l'hématomètre de Fleischl l'hémoglobine donne 85°.

Examen anatomo-pathologique. — Productions fibreuses sus-capsulaires, hyperplasie fibreuse de la capsule, infiltration fibreuse des trabécules, hyperplasie cellulaire de la pulpe, hyperplasie cellulaire des corpuscules de Malpighi spécialement dans leur zone périphérique, infiltrations cellulaires le long des vaisseaux artériels, infarctus hémorrhagiques récents, à foyers distincts et compénétration sanguine récente diffuse.

Absence de bactéries, grossissement de l'organe presque exclusivement produit par l'hyperplasie cellulaire ou peut-être par la pulpe et les follicules lymphatiques.

Dimensions de l'organe extirpé :

Longueur = 34 centim.

Largeur = 24 —

Epaisseur = 9 centim. 8.

Poids = 2,400 gr. y compris le sang qui s'y trouvait abondamment.

Capsule splénique couleur gris d'acier nacré présente de très nombreuses épaississements miliaires.

Surface de l'organe presque tendue devient rugueuse et légèrement granuleuse lorsque la rate est vidée du sang qu'elle contenait.

Obs. n° 10 (résumée). — *Rate mobile, quelques adhérences épiploïques. Hématémèses. Splénectomie. Guérison.* James Mac Cann. *Medical News*, Philad., 1887, p. 179. — F..., de 29 ans, n'ayant jamais eu de fièvre intermittente, bien qu'elle eût habité un pays à malaria. Elle souffre depuis 6 ans, d'une tumeur qui occupe la fosse iliaque gauche et s'étend jusqu'à la région pubienne.

Cette tumeur est mobile dans toutes les directions soit par les changements de position de la malade, soit par la combinaison du palper et du toucher. Il y a 4 ans, hématémèses qui se sont renouvelées à diverses reprises; c'est depuis la première hématémèse que la tumeur s'est développée pour cesser de croître pendant la dernière année.

Réglée à 13 ans, toujours bien. Il y a un an, les règles ont manqué une fois, au moment d'une hématémèse. Elles n'ont pas reparu depuis le mois de mars dernier.

Mariée depuis 7 ans, elle n'a pas eu d'enfants, mais 3 fausses couches, dont la dernière fut amenée par l'administration d'une forte dose d'ergot, donnée en vue de combattre une hématémèse.

Le premier vomissement de sang se montra en 1882, deux mois après sa deuxième fausse couche ; le deuxième, dix jours plus tard ; le troisième, au bout de six mois environ, suivi de melæna ; le quatrième, en juillet 1883, également avec melæna ; le cinquième, en septembre 1884 ; le sixième, en juillet 1885 ; le septième, en décembre 1885 ; le huitième, en mars 1886. Toutes ces hématémèses furent abondantes et subites, précédées immédiatement de quelques nausées seulement. L'appétit était bon ; il n'y avait pas de vomissement alimentaire. La malade dit que pendant les jours précédant les hémorrhagies, la tumeur augmente de volume et présente des battements.

Ces hématémèses ont été de plus en plus abondantes, au point que la dernière la laissa mourante et sans pouls.

6 mai 1886, malade anémiée, épuisée; muqueuses décolorées sensation de froid alternant avec des bouffées de chaleur ; somnolence, tintements d'oreille, diplopie. Pouls faible, fréquent, facilement effaçable.

Au palper, tumeur lisse, arrondie, élastique ou demi-solide, occupant la fosse iliaque gauche et s'étendant jusqu'à la région sus-pubienne. Contours nettement limités, 5 pouces de diamètre. Très facilement mobile, elle pouvait être refoulée de la fosse iliaque jusqu'au niveau ou même au-dessus de l'ombilic, mais elle retournait vite dans la fosse iliaque.

L'utérus était refoulé à droite et le toucher vaginal montrait que la tumeur occupait le côté gauche de l'excavation.

Foie normal. Rien dans les urines.

Après un traitement préparatoire par la quinine à haute dose, le protochlorure de fer et l'acide phosphorique dilué, on décida d'opérer.

27 mai 1886. Incision médiane, s'arrêtant en haut à un pouce au-dessous de l'ombilic. L'épiploon descendait au-devant de la tumeur à l'extrémité inférieure de laquelle il adhérait. Petite hémorrhagie pendant le décollement de ces adhérences ; deuxième petite hémorrhagie par une petite déchirure de la rate au voisinage du hile.

Ligature de l'épiploon, deux soies phéniquées en X sur le pédicule de la rate. Ablation. Toilette. Sutures à un seul plan.

On dut pendant l'opération, faire plusieurs injections hypodermiques d'éther et d'eau-de-vie. La réaction post-opératoire fut cependant normale et la malade guérit malgré une phlébite du membre inférieur gauche survenue 7 jours après l'opération.

Le 29 juin, elle quittait l'hôpital. Les règles survinrent en septembre, puis en octobre, elle devint alors enceinte et est actuellement au huitième mois de sa grossesse.

La rate enlevée mesurait 5 pouces sur 5 1/2 ; vide de sang elle pesait 14 onces. Au microscope, rien qu'un léger épaississement des trabécules et du tissu conjonctif intercellulaire.

Le sang de la malade contient un peu plus de leucocytes que normalement pas assez cependant pour constituer une leucémie.

Obs. 11 (résumée). — *Rate mobile. Péritonite enkystée suppurée. Splénectomie. Guérison.* Myers. *Journ. of Amer. med. Assoc.*, Chicago, 1887, t. VIII, p. 371. — F..., ? ans, consulte Myers en novembre 1885, pour une tumeur de l'hypochondre gauche, causant des douleurs et des tiraillements. La malade ayant eu des fièvres intermittentes tierces, Myers ordonne de la quinine à hautes doses et de temps à autre un peu d'iodure.

En mai 1886, la tumeur a augmenté de volume, est descendue vers le bassin et la malade est enceinte. Accouchement à terme en septembre 1886.

Le 2 octobre, la tumeur s'étend de l'excavation à l'ombilic, elle a suppuré et s'est ouverte à l'extérieur par trois fistules; septicémie chronique.

Laparotomie. — On trouve une rate hypertrophiée, baignant dans une cavité de péritonite suppurée. Ligature du pédicule avec un double fil de soie. Ablation de la rate qui pèse 7 livres. Drainage du foyer avec un tube de verre, qu'on enlève le douzième jour.

Guérison.

Obs. 12. — *Kyste hydatique dans une rate mobile.* Fehleisen, Zwei Fälle von Echinoccus der Milz. *Deutsche med. Woch.*, 1888, p. 1003. — F... de 38 ans, opérée le 5 novembre 1886 par Bergmann. Depuis l'été 1883 se plaint de violentes douleurs sous les côtes gauches, s'irradiant vers les lombes. Ces douleurs, qui persistèrent plusieurs semaines, furent attribuées à un accouchement prématuré survenu en mai 1883.

En août 1883, on remarqua dans le côté gauche du ventre, sous les côtes, une tumeur du volume du poing, légèrement mobile et grossissant lentement, sans donner lieu à des troubles marqués.

Vers l'automne, consulte un médecin qui, en raison de la mobilité de la tumeur, diagnostique un kyste de l'ovaire et l'envoie dans un service de gynécologie d'où on la renvoie à Bergmann.

La tumeur a le volume d'une tête d'adulte, elle est lisse, pas nettement fluctuante, occupe toute la partie gauche du ventre, est très mobile et se laisse déplacer en haut et à droite.

Une ponction exploratrice ramène un liquide clair comme de l'eau et des crochets. L'examen sous le chloroforme montre que la tumeur n'a aucun rapport avec le foie ou les reins.

Il faut donc admettre un kyste hydatique dans une rate mobile, diagnostic confirmé par l'opération qui fut assez difficile en raison des nombreuses adhérences que la tumeur avait contractées avec l'épiploon et l'intestin. Le parenchyme splénique était normal en dehors du kyste ; guérison.

Aucune modification du sang, ni avant, ni après l'opération.

Obs. 13. — Nilsen. *Americ. J. of obstetrics*, N.-Y., 1887, p. 53 et p. 296. — Femme ayant une tumeur de la région inguinale gauche, sans connexion avec aucun organe pelvien, absolument mobile de droite à gauche et pouvant être refoulée vers les régions supérieures de l'abdomen. Nilsen pensa à une rate flottante. En présence de la douleur constante qui occupait le bas de l'abdomen, de l'anorexie et de divers autres troubles digestifs, de la perte de sommeil, d'un mal de tête constant et d'un état nerveux développé, Nilsen se décida à pratiquer la splénectomie. La numération des globules rouges et des blancs était normale.

L'opération (21 nov. 1886) fut simple, le pédicule contenait une artère énorme et une veine du volume d'une anse d'intestin grêle. Incision sous-ombilicale de 4 pouces 1/2 ; guérison.

Deux mois et demi après la malade était en parfaite santé.

Dimensions de la rate gorgée de sang : 7 pouces 1/2 de long, 4 1/2 de largeur, 2 d'épaisseur.

Obs. 14 (résumée). — *Rate mobile, splénectomie, guérison.* Severeanu. *Arch. f. klin. chir.*, Berlin, 1888, t. XXXVII. — F..., 40 ans, ayant eu 9 grossesses ; depuis 8 ans petite tumeur ombilicale augmentant progressivement de volume, douloureuse par la fatigue, prenant un développement beaucoup plus rapide depuis 6 mois. Pas de malaria.

Au palper on trouve dans la région ombilicale une tumeur allongée, un peu convexe, dure, élastique, mobile, surtout lorsqu'on la porte à gauche. A son extrémité droite on sent une partie un peu indurée. Pas de matité splénique. 5,400,000 globules rouges. Hémoglobine 11,5 0/0.

12 mars 1887, laparotomie sous-ombilicale. Ligature du pédicule divisé en plusieurs parties avec du catgut.

La rate pèse 985 gr. et contient 645 gr. de sang. Elle a la forme d'un haricot, mesure 24 centim. sur 15 ; son bord convexe a 6 centim., son bord concave 3 d'épaisseur. A son extrémité droite se trouve un lobe accessoire mesurant 5 centim. sur 4.

5 avril 2,370,000 globules rouges. Poids : 42 kilogr. 12 avril : 2,200,000.

Le 19 : 3,160,000. 7 mai : 3,360,000. Poids : 43 kilogr. 18 mai : 3,540,000.

31 mai : 4,040,000. Poids : 44 kilogr. 1/2.

Un an après, la malade est bien portante, pas d'hypertrophie ganglionnaire. 3,050,000 globules rouges, 1 globule blanc pour 600.

Obs. 15. — *Rate mobile. Malaria.* Casini. *Annale clinici dell' Opesdale degl' Incurabili*, Napoli, 1887, anal. in *Brit. med. Journ.*, 1888, t. I, p. 1020. — Femme de 22 ans, qui, pendant quatre ans, a souffert de fréquentes attaques de malaria accompagnées d'ictère. Trois ans avant d'être soignée par Casini, elle ressentait déjà des tiraillements désagréables dans l'abdomen; dès cette époque, elle constata la présence d'une tumeur qui augmenta progressivement de volume pendant que son état général s'altérait graduellement.

A l'examen, ventre volumineux, surtout à gauche; au palper on y trouve une tumeur molle, arrondie, s'étendant depuis le rebord costal jusqu'au pelvis, latéralement du prolongement d'une ligne axillaire à l'autre. Cette tumeur est mobile; son bord supérieur peut être basculé en avant jusqu'à devenir perpendiculaire à la paroi, sa face antérieure devenant alors inférieure. Elle peut être facilement refoulée dans l'hypochondre gauche, par contre, lorsqu'on l'attire à droite on détermine une sensation de tiraillement dans le côté gauche; un peu d'ascite.

Le 20 avril, splénectomie par Casini. Quelques adhérences au rein et surtout au pancréas qui faisait partie du pédicule. Ne pouvant séparer complètement le pancréas, on dut le pincer, le sectionner et le lier, le pédicule pancréatique fut réduit.

Guérison avec un petit abcès de la paroi abdominale.

La rate enlevée pesait 3 kilogr. 100.

Six mois après la malade restait parfaitement guérie.

Obs. 16 (résumée). — *A case of excision of a dislocated Spleen and subsequent expectoration of the ligature of the pedicule.* Dr Mac Graw. *Medical Record,* 1888, V, 33, p. 709. — A. B..., de Windsor (Ontario), âgée de 40 ans, me consulta en 1887, pour une tumeur siégeant dans la partie inférieure droite de l'abdomen.

Antécédents. — A 17 ans elle eut une pneumonie aiguë.

Mariée à 20 ans, elle n'eut jamais d'enfants.

En 1870, elle alla habiter l'Arkansas, où elle fut pendant deux ans aux prises avec l'impaludisme qui la réduisit à la cachexie. Pendant cette période de temps elle n'observa pas d'engorgement de la région splénique. Elle souffrait de ballonnement avec complet arrêt des règles, si bien qu'elle se crut enceinte. Ces accidents cessèrent en 1872, quand elle se fixa dans le Texas. Employée dans un asile à Londo-Ontorio dès 1875, elle y reçut en 1876 d'une aliénée un coup de pied dans le ventre, ce qui la tint au lit pendant trois semaines; immédiatement après elle s'aperçut d'un gonflement à la partie inférieure du ventre ; elle eut des crises fréquentes et douloureuses dans la région de l'ovaire droit. Les règles devinrent irrégulières et cessèrent même pendant 7 mois ; présomption de grossesse. La tumeur du ventre était mobile et pouvait être refoulée à gauche de la ligne médiane; les douleurs diminuaient dès qu'elle occupait la région splénique. Elle semblait augmenter à chaque crise de colique. Au bout de sept mois, réapparition des règles, cessation des crises, arrêt de développement de la tumeur. De 1877 à 1886, peu d'accidents. En 1886, les crises recommencèrent au niveau de l'hypogastre droit avec une intensité telle que la malade réclamait à tout prix un soulagement.

Examen de la malade. —Anémique débilitée, d'un teint subictérique. Dans l'hypogastre droit et remplissant complètement la fosse iliaque, existait une tumeur demi-solide, s'étendant à peu près à un pouce à gauche de la ligne médiane. Son bord supérieur était à un pouce environ au-dessous d'une ligne transversale passant par l'ombilic. Elle refoulait fortement la vessie et l'utérus à gauche, remplissait le côté droit du pelvis, et semblait adhérer à l'utérus tout en étant distincte. Elle avait le caractère d'une tuméfaction demi-solide, logée dans le ligament large gauche. Immobile, résistante, elle ne changeait pas de position suivant les déplacements de la malade. Utérus très dévié à gauche, urine normale.

Entrée à l'hôpital Sainte-Marie, le 27 juin 1887.

Opération. — Le 28. Incision exploratrice de deux pouces entre l'ombilic et le pubis, qui permet de constater qu'il ne s'agissait point d'une tumeur kystique et qu'elle n'adhérait ni à l'utérus, ni à l'ovaire. L'incision fut agrandie et la main de l'opérateur reconnut bien vite qu'il n'y avait point d'adhérence et qu'on avait affaire à une rate mobile, engorgée, dont l'immobilité était due à la pression des viscères. Le pédicule était très long. Ligature à la soie nattée, aseptique de ce dernier en deux faisceaux, puis ligature en masse. Les vaisseaux, particulièrement les veines, étaient gros et nombreux. Section et réduction du pédicule. Toilette de l'abdomen. Suture de la paroi au fil d'argent selon les règles de l'antisepsie. Poids de la rate avec le contenu de son sang : 46 onces.

Suites opératoires. — Rien d'important à noter pendant la première semaine.

6 juillet. Ablation des sutures, réunion presque complète : deux points de suppuration superficielle.

10 juillet. Température montée subitement à 100°,5. F. La malade se plaint de douleurs à gauche au-dessous des côtes et de scapulalgie. L'auscultation révéla de légers frottements à la base du poumon gauche et bientôt s'accusèrent les signes d'une pleuro-pneumonie. La malade quitta l'hôpital le 13 août, n'ayant plus rien au poumon, et ne conservant que sa douleur d'épaule accusée surtout au-dessus en avant et en dehors de l'apophyse coracoïde.

Au bout de trois à quatre mois, elle commença à se plaindre d'inappétence, de faiblesse, d'irritabilité nerveuse ; la toux persistante et la douleur de l'épaule firent craindre quelque complication consécutive à la pneumonie ancienne, bien qu'on ne pût découvrir aucun signe physique.

Le 28 novembre, M. Graw appelé, constate l'existence d'une éventration à laquelle il fit parer à l'aide d'un bandage.

L'affaiblissement général de la malade et les accidents pulmonaires qui s'étaient accusés, tout en restant sans explication, se dénouèrent le 1er avril à la suite d'une quinte de toux qui détermina le rejet de la ligature du pédicule. Dès ce jour, en effet, la malade s'améliora rapidement et vit disparaître tous ses accidents.

En raison de l'erreur de diagnostic, il ne fut point fait d'examen du sang avant l'opération.

12 août. *Examen du sang.* — Globules blancs cinq à six fois plus nombreux que la normale. Depuis trois mois, diminution progressive. Actuellement retour au nombre physiologique.

La tumeur était si enclavée dans le pelvis, qu'on ne pouvait sentir d'encoches, aussi avait-on fait comme diagnostic le plus probable, celui de grossesse extra-utérine.

OBS. 17. — Cas de RIEDEL. *Deutsche Chirurgie*, Bd. 45, 1890, Ledderhose. — Femme de 28 ans, accouchée quatre fois. Au dernier accouchement datant de novembre 1886, elle eut des troubles gastriques et des douleurs dans la région lombaire gauche. La malade éprouvait la sensation d'une grosse tumeur interne qui ballottait dans le ventre.

L'examen du 21 août 1887, dénote : Femme assez bien nourrie ; dans le décubitus dorsal on constate une légère saillie dans la région gauche du bas-ventre. On y perçoit au palper une grosse tumeur à bords arrondis qui se laisse déplacer facilement dans l'hypochondre gauche, mais reprend de suite sa place primitive dès qu'on l'abandonne.

La tumeur peut même être refoulée plus bas jusque dans le petit bassin, mais ce déplacement cause à la malade un tiraillement douloureux dans la région de l'hypochondre gauche. (Sensation d'un cordon tendu dans cette direction.) A l'examen par le vagin, la tumeur est facilement appréciable, même sans exercer de pression sur elle de haut en bas.

On la sent facilement comme suspendue au-dessus des doigts, et lorsqu'on la déprime par en bas, on arrive facilement à la sentir et à reconnaître les bords arrondis.

La position habituelle de la tumeur est telle qu'elle se prolonge par une petite partie jusque dans le petit bassin.

Absence de la matité splénique; sang normal. Diagnostic hésitant entre rein mobile ou rate mobile, mais ce dernier est plus probable.

27 août 1887. Opération. Incision suivant la ligne blanche entre l'ombilic et la symphyse pubienne. La rate bien mobile est retirée sans difficulté. Occlusion provisoire de l'abdomen. Le pédicule étant très long, l'opération peut se faire extrapéritonéalement.

Le pédicule est très large et aplati. Ligature isolée en deux parties. Après une libération d'un tissu vert jaunâtre qui avait l'aspect du pancréas, après avoir isolé l'artère splénique très pulsatile, on en fait la ligature. Le pédicule long de 3 centim. et épais de 1 centim., est saupoudré d'iodoforme et réduit dans la cavité abdominale. Suture de la paroi. Rate assez consistante. Longueur, 20 centim.; largeur, 15 centim.; grosseur, 10 centim. Tissu normal. Surface séreuse légèrement dépolie.

Le guérison se fit normalement.

L'examen du sang (29 août, 24 septembre 1887, 21 janvier, 10 octobre 1888) donna toujours des résultats négatifs.

L'état général de la malade ne laisse rien à désirer, les douleurs ont totalement disparu.

Obs. 18. — Spencer Wells. Remarks on splenectomy with a report of a successful case. *Medico-chirurgical Transactions*, vol. LXX, 1888, p. 255-263. — Octobre 1885. Mlle X..., âge 22 ans. Tumeur abdominale, grosse comme une tête d'enfant, siégeant au-dessous de l'ombilic, sur la ligne médiane : arrondie, élastique, mais sans fluctuation, ses mouvements sont associés avec ceux de l'utérus; bord inférieur en arrière et à gauche de l'utérus. Aspect florissant de la malade.

Depuis l'âge de 9 ans, attaques fréquentes d'ictère; urines toujours très foncées. Réglée seulement après 14 ans, et au début très irrégulièrement.

En janvier 1882, scarlatine, laisse la santé délicate. Mais la malade ne se plaint de douleurs abdominales qu'après une diarrhée survenue en août 1885.

Diagnostic. — Tumeur ovarienne ou utérine.

Traitement : alcalins, ergot de seigle.

La tumeur diminue un peu. En 1887, accès d'ictère, accompagné de douleur abdominale : coloration anormale rapide et intense de la peau et des conjonctives, urines très foncées, constipation opiniâtre, fortes douleurs abdominales.

A cette époque, changement considérable dans la situation de la tumeur qui, augmentée de volume, montait au-dessus du pelvis et devenait plus mobile. Fluctuation plus perceptible. Douleurs très vives dans la région de la tumeur.

Opération, 5 décembre 1887. — Incision sur la ligne médiane entre l'ombilic et le pubis. A l'ouverture du péritoine, il s'échappe a peu près un litre et demi de liquide ascitique et la rate apparaît. Utérus et ovaires normaux. Rate mobile. L'incision est prolongée d'un pouce au-dessus de l'ombilic jusqu'à cinq pouces au-dessous.

En essayant de faire sortir la rate, une rupture accidentelle produit une hémorrhagie abondante. Tissu excessivement mou et friable. Il est placé deux grandes pinces sur le pédicule, réunissant la rate et l'épiploon gastro-splénique. Ligature du pédicule. Deux ligatures, dont l'une placée sur l'artère la plus grosse, assurent l'hémostase. Le péritoine est épongé avec grand soin. Fermeture de la plaie avec des sutures à la soie. Bandage de corps.

Examen de la tumeur. — Poids : une livre et 14 onces, mais après la perte de 3,5 livres de sang. Globules blancs en excès, mais d'une manière peu notable.

Suites opératoires. — Règles apparaissent quatre jours après. Température élevée. Congestion de la face. Urine en très petite quantité. Peau sèche. Température, avant l'opération, normale; après l'opération (huit heures après) 101° F.

Premier jour : 102°,6.

Deuxième jour : 103°.

Pouls : 120-128. Après le cinquième jour, température à peu près normale; pouls : 80. Urines plus abondantes. Peau humide. Sutures enlevées le septième jour. Réunion par première intention. Vingt-quatre jours après l'opération, la malade quittait Londres.

13 janvier 1888. La malade est en très bonne santé. Aucune trace d'ictère.

OBS. 19. — *Di un caso di estirpazione della milza.* Dr LIEBMAN. *Lo Sperimentale*, 1888. Firenze, vol. 62, p. 121-138. — Eugénie M..., 28 ans. Mariée à 21 ans.

Deux couches. Dès la dernière couche, elle s'aperçoit d'une tumeur dure, ronde, à gauche sous l'ombilic.

Tumeur croît rapidement, est le siège de douleurs spontanées. Les douleurs deviennent intolérables.

Entre à l'hôpital le 24 novembre 1887. Personne pâle, maigre, décharnée. Volume du foie et de la rate paraît normal. La matité qui paraissait correspondre à ce dernier viscère s'étendait sur la ligne axillaire de la huitième et de la dixième côte.

Ventre tuméfié, mais souple, contenant une tumeur placée sur le détroit supérieur du bassin.

Tumeur grosse comme une tête d'adulte, montrant au milieu une sorte d'incisure. Surface lisse, située un peu à gauche de la ligne médiane, se déplaçant en haut jusqu'au bord costal droit ou gauche sans pouvoir être refoulée dans l'hypochondre plus haut que l'arc costal.

OPÉRATION, le 13 décembre. — Incision médiane de 18 centim. dépassant de peu l'ombilic. Transparence extraordinaire et faiblesse du péritoine. Incision du péritoine. L'épiploon montre des vaisseaux dilatés, il adhère intimement à toute cette partie de la tumeur accessible par la plaie opératoire. Utérus normal, ovaires atrophiés n'ayant que des rapports de continuité avec la tumeur. Cette tumeur était la rate quatre fois plus grosse que normalement, placée dans le ventre avec sa surface convexe tournée en avant et en haut.

Son mat et obtus à la percussion sur toute la surface de la tumeur. Autour, sonorité normale.

Utérus normal, mobile, légèrement rétrofléchi, mesurant 7 centim. 5. Ovaire gauche, petit, sclérosé.

En serrant la tumeur à droite, l'utérus l'accompagnait. Il restait au contraire immobile quand on refoulait la tumeur à gauche ou en haut.

Tumeur peu ou pas sensible à la pression ; toutes ces manœuvres étaient indolores.

La femme urinait peu (1 litre par 24 heures). Urines sans albumine. Fonctions digestives intègres. Appétit faible.

On pouvait admettre que cette tumeur partait de l'ovaire ou du mésentère.

Examen microscopique. — Hyperplasie du tissu splénique.

Après l'opération. — Selles diarrhéiques variées, accompagnées de gaz nombreux.

Le huitième jour, ablation du pansement et des sutures. Réunion par première intention. Ventre souple. Température : le matin, 37°,8 et 38°,2; le soir, 38°,6 et 39°,6.

Le huitième jour, un filet de sang découle des parties génitales et prend bientôt le caractère de menstrues régulières. Douleurs lancinantes dans la région du bas-ventre et à gauche.

22 décembre (le neuvième jour). Temp. : 40°,7. Douleurs augmentent. Résistance diffuse et douloureuse dans le ligament large gauche; l'exsudat s'accroît rapidement les jours suivants et atteint rapidement l'épine iliaque antéro-supérieure. L'utérus est entouré d'une masse pâteuse. Malade très faible.

La tumeur ne montrait par aucun point trace de fluctuation. Traitement expectatif (vessie de glace, quinine, antipyrine, toniques, etc.). L'exsudat commence à céder, la fièvre est moins intense.

Au milieu de janvier, la malade est apyrétique. L'anémie s'améliore notablement sous l'influence d'une alimentation fortifiante.

25 mars 1888. La malade quitte l'hôpital dans les meilleures conditions de santé.

Examen du sang. — Une heure après l'opération.

Le nombre des leucocytes est sept fois plus grand que normalement. Pendant longtemps, le rapport entre les globules blancs et les globules rouges reste le même.

L'extirpation de la rate paraît donc, dans ce cas, n'avoir exercé aucune influence sur l'augmentation des globules blancs.

Le jour de la sortie de l'hôpital, les globules blancs dépassaient très peu le chiffre normal.

Pendant la convalescence, aucune augmentation de la thyroïde, ni des ganglions.

OBS. 20. — POLK. *Amer. J. of obstetr.*, N.-Y., 1887, p. 296. — Chez une femme qui éprouvait des douleurs pelviennes graves avec troubles du côté et de la vessie et du rectum, Polk trouva une tumeur anté-utérine accessible au doigt vaginal et crut à un pyosalpinx.

La laparotomie lui fit voir que c'était une rate ayant environ deux fois le volume du rein, cette rate reposant sur la face antérieure de l'utérus, sa convexité regardant le sacrum. Son pédicule long et mince passait en avant du côlon descendant. Elle était solidement adhérente, aussi la séparation des adhérences fut-elle le point de départ d'un saignement assez abondant. Guérison.

Obs. 21. — Spencer Wells. A case of splenectomy. *British medical Journal*, 1889, vol. 2, p. 55. — Mme R..., 21 ans. A l'âge de 4 ans, fièvre paludéenne endémique dans la région qu'elle habitait (Roumanie). Puis la santé se rétablit. Mariée à 18 ans (1885).

En 1887, appelé en consultation, je trouvais une tumeur ferme, ronde et grosse comme le poing, dans la région de l'ovaire gauche, mais mobile sans communiquer ses mouvements à l'utérus. Utérus normal. La malade venait de passer ses époques sans avoir eu ses règles. Le corps et le col de l'utérus paraissaient un peu gros. Hésitant entre une tumeur de l'ovaire gauche ou une grossesse au début, je me décidai à attendre.

Six mois après (août) on me demandait pour l'accouchement.

Le 4 septembre, examen de la malade alors au septième mois de la grossesse. Position du fœtus normale. Tumeur peu augmentée de volume est refoulée par l'utérus en haut dans l'hypochondre gauche.

Accouchement le 2 novembre 1887. Couche normale, sans suites fâcheuses. Avec la contraction de l'utérus, la tumeur descend, très mobile et sans adhérences avec l'utérus. Au bout de huit jours, elle reprend sa position primitive, mais elle est un peu plus volumineuse qu'avant la grossesse.

Le 12 février 1888, changement marqué dans l'état local : la tumeur centrale, en avant de l'utérus, s'étend de l'ombilic au pubis, sur une longueur transversale de 9 pouces; indolore, ferme et lisse à la pression, bords fermes et arrondis.

Le 1er mars, sir Spencer Wells diagnostique une rate déplacée et hypertrophiée.

Le 28. Tumeur très augmentée de volume, mesurant transversalement 10 pouces, s'étendant du pubis à l'appendice xiphoïde, et remplissant entièrement l'abdomen en avant. Dure et sensible à la pression. Tiraillements douloureux dans le dos et les cuisses. Insomnie. Anorexie. Pendant huit jours, vives douleurs, état critique. Péritonite avec fièvre d'un type hectique ou irrégulièrement intermittent (temp. entre 101 et 104° F.). Vomissements fréquents.

Au bout de dix jours, la température devient normale et les autres symptômes de péritonite disparaissent; la tumeur diminue des deux tiers de son volume le plus grand.

Le 17 avril, ce retrait de la tumeur cesse; on perçoit quelques points de ramollissement, augmentant avec rapidité et confluents. Dyspnée et vomissements douloureux.

Le 2 mai, l'état empire : orthopnée, vomissements douloureux. Ponction retire 5 litres d'un liquide brun, rougeâtre, composé en grande partie de globules rouges ramollis, et de leucocytes en grand nombre. (A l'origine, l'examen microscopique n'avait indiqué aucune augmentation des globules blancs, ni aucune trace de leucémie.)

Le liquide s'étant reproduit avec rapidité, on se décide à l'ablation de la rate.

Le 12 mai, l'examen du sang ne laisse voir aucune augmentation marquée des globules blancs.

Opération. — Le 13 mai. Pendant l'opération, la paroi du kyste se rompt et laisse échapper une quantité de liquide brun rougeâtre, semblable au liquide retiré par la ponction, mais moins épais (environ 4 à 5 litres). La partie solide de la tumeur est formée par le tissu de la rate hypertrophiée (elle pèse 4 livres). Adhérences nombreuses avec intestins, utérus et, la plupart, séparables excepté à la partie antérieure où elles sont si tenaces qu'on préfère y laisser une partie de la paroi du kyste, longue de haut en bas de 4 pouces et transversalement large de 2-3 pouces.

La malade très épuisée n'aurait pu supporter l'ablation complète.

Pas de drainage. Ligature à la soie des vaisseaux spléniques.

Sutures de la plaie, avec de la soie fine, comprenant la paroi kystique, le péritoine et la peau.

Durée de l'opération : 50 minutes.

Malade très épuisée par l'opération. Pouls très faible, plus que 150.

Pendant deux jours malade affaiblie. Pouls petit, rapide, plus que 120. Puis amélioration, pouls de plus en plus fort et plus lent. Température normale ou un peu au-dessous.

Le 16 mai, sensation de brûlure à la plaie qui disparaît dès que le pansement a été renouvelé.

Le 19, sur la plainte de la malade, pansement renouvelé; abdomen un peu gonflé, particulièrement à droite de la plaie, matité douteuse à la percussion, flatulence modérée, peau saine en apparence. Pouls et température normaux.

Le 20, état aggravé, un liquide jaune grisâtre, fétide, coule de la plaie à travers le pansement.

Figure tirée. Pouls rapide mais température normale.

Drainage de la plaie après lavage au sublimé (1 p. 1000).

Le 21, vomissements. L'estomac étant réfractaire, alimentation rectale pendant 36 heures. Champagne, glace, opium.

Le 22, amélioration. On reprend l'alimentation par la bouche le 23 mai, et le 27 la malade est rétablie comme avant cet accident.

Amélioration continue et le 22 juillet, dernier jour où l'on vit la malade, il n'existait qu'une ulcération superficielle. Menstruation rétablie. Règles moins abondantes qu'avant l'opération. Pas de douleurs. Aucun tiraillement.

Un an après l'opération (14 mai 1889). — Santé est restée parfaite. Cicatrice ferme. Pression en travers de l'abdomen indolore. Menstruation régulière; avant l'opération les règles étaient très abondantes, mais depuis elles sont normales en quantité et en durée.

Examen du sang. — Aspect normal, coagulabilité normale.

Globules rouges : 4,500,000 par millim. cube.

« blancs : 7,000 —

Hémoglobine : 75 à 80 p. 100.

Obs. 22. — *Splénectomie pour rate flottante*, par le Dr Assaky. Dr Inotescu, *Spitalul, Buc.* 1888, p. 458, 74. — I. L..., femme 26 ans, née et domiciliée à Tecuci, entre à l'hôpital le 9 décembre 1888.

Antécédents héréditaires. — Père, 50 ans, débile mais bien portant. Mère, 44 ans, a eu autrefois des accidents de paludisme.

Antécédents personnels. — Au dire de sa mère la malade aurait eu une tuméfaction du cou terminée par suppuration ; 6 grossesses dont la dernière remonte à 4 mois.

Réglée à 14 ans régulièrement.

La maladie pour laquelle la malade rentre à l'hôpital date de son enfance.

A l'âge de 12 ans, elle a souffert de fièvres intermittentes à type tierce, à la suite desquelles l'abdomen resta tuméfié avec sentiment de gêne dans l'hypochondre gauche ; 2 ans plus tard, elle fut reprise pendant quelques jours d'accès de fièvre qui n'ont plus réapparu.

Elle a toujours eu le ventre tuméfié par l'existence d'une tumeur perçue dans l'hypochondre et le flanc gauche.

Jusqu'au dernier accouchement il y a 4 mois, la tumeur était restée en place, mais après elle fut reconnue plus bas dans l'abdomen ; ultérieurement cette dernière a eu un siège variable. Il y a 6 semaines, elle se maintenait dans la partie gauche de l'abdomen y déterminant de vives douleurs.

Traitement médical sans résultat.

État actuel. — Femme anémique, pas de ganglions, corps thyroïde normal ; pas de troubles digestifs.

Respir. 18 ; poumons sains ; souffle systolique, léger à la base du cœur, rugueux vers la pointe. P. petit, régulier, 94.

Foie normal à la percussion.

Région splénique sonore non déformée (décubitus latéral, station debout).

Au palper la main exploratrice insinuée sous le rebord des côtes ne perçoit pas la rate.

Abdomen. — Augmenté surtout au-dessous de l'ombilic ; de forme irrégulière et variable suivant la position ; vergetures.

Mensuration de l'abdomen :

Circonférence ombilicale (décubitus dorsal)....	89
— — (station debout)....	78
» un travers de main au-dessous de l'ombilic (décubitus dorsal)....	89
— — (station debout)....	90

Paroi abdominale mince, flasque, mobile sur la tumeur ; celle-ci mesure 35 centim. de long sur 25 de large et est mobile dans tous les sens.

Dans le décubitus dorsal elle est située au milieu de l'abdomen et son grand diamètre s'étend des fausses côtes au pubis.

Ce diamètre maximum est quelquefois transversal et fait alors saillir lès flancs.

Tumeur dure, résistante, non fluctuanle. On lui distingue une face antéro-convexe, une face postérieure difficile à palper.

En la soulevant on explore une plus grande surface de la partie postérieure qui paraît concave.

Un des bords est convexe et se dirige ordinairement à droite. Il est plus mince que l'autre dirigé à gauche. Sur ce dernier, concave, on perçoit des incisures.

Une des extrémités de la tumeur est plus grosse que l'autre.

Matité à la surface de la tumeur dans ses différentes positions. Auscultation de l'abdomen négative. Organes génitaux : A l'exploration bimanuelle, si l'on fait mouvoir latéralement la tumeur, le col utérin se déplace en sens contraire. La transmission du mouvement cesse, quand on repousse la tumeur en haut. Urine normale.

Sang : Globules rouges 4.500.000 (Malassez).
— blancs 3 0/0

Hémoglobines (appareil de Heinsch) 7,1 0/0.

Diagnostic : Mégalosplénie, rate flottante.

Opération, par le professeur Assaky, 13 décembre.

Examen du sang avant l'intervention :

Globules rouges	5.000.000
— blancs	3 0/0
Hémoglobine	7,1 0/0

Le 13 décembre à neuf heures et demie du matin, opération; antisepsie rigoureuse.

Incision médiane de 12 centim. commençant près de l'ombilic allant jusqu'au pubis; prolongation de l'incision de 4 centim. pour faciliter la sortie de la tumeur. Extraction difficile par suite d'adhérences à l'extrémité supérieure sur une étendue de 2 centimètres et demi. Quatre ligatures en chaîne au catgut; réduction.

On aborde ensuite le grand pédicule, fragile, de 12 centim. de longueur. Section entre deux lignes de pinces de Richelot. Pédicule très vasculaire. Vaisseaux dilatés. L'artère splénique a le volume de la carotide; sept sutures, ligatures en chaîne à la soie, puis ligatures vers l'extrémité libre du pédicule des vaisseaux sanguins avec trois fils de catgut et trois fils de soie.

Toilette péritonéale, suture de la paroi (neuf ligatures profondes dans le péritoine). Opération terminée à 11 heures et quart.

Rate. — Augmentée, présentant la conformation de la glande normale.

Poids avec le sang : 2,410 gr.

Grande circonférence	74 centim.	
Petite —	41 »	
Longueur	34 »	
Largeur	42 »	(surface convexe point culminant).
Longueur	28 »	
Largeur	17 »	(surface concave point culminant).

Épaisseur, 7 centim. au centre.

Face convexe lisse, régulière (2 plaques de périsplénite).

Face concave irrégulière; insertion du pédicule étendue sur une longueur de 20 centim.

Examen de la tumeur (Babès) :

Hyperplasie chronique de la rate, surtout dans sa pulpe; pas de pigments; infarctus hémorrhagiques. Suites opératoires normales.

26 décembre. Examen du sang :	Globules rouges............	7.440.000
	— blancs............	2 0/0
	Hémoglobine................	6,2
27 — —	Globules rouges............	7.440.000
	— blancs............	1 sur 40
	Hémoglobine................	6,2

30 décembre. Quatre ganglions tuméfiés à la nuque.

31 décembre. Globules rouges..........	9.000.000
— blancs..........	4/225
Hémoglob. (Henoch).....	5,2 0/0

Urée avant l'opération : 6,450 par litre.

14 octobre. Urée = 8,947

31 décembre. Urée = 10,888.

Obs. 23. — *Rate mobile. Pédicule tordu. Ablation. Guérison.* Lawrason. *New-Orléans med. and surg. Journ.*, 1888-1889, t. XVI, p. 354. — Femme de 31 ans, mariée depuis dix ans, ayant eu six enfants, dont le plus jeune a 3 ans. Jamais de fausse couche. Bonne santé habituelle, sauf des métrorrhagies, une il y a six ans, plusieurs autres dix mois plus tard.

Il y a quatre ans, habitant un pays paludique, elle commença à souffrir de fièvres chaque année.

Il y a deux ans, époque où son médecin lui dit qu'elle avait une tumeur paludique, elle commença à souffrir de fortes douleurs dans le dos, les côtés et le bassin. Ces douleurs imputées à l'utérus, étaient périodiques et lancinantes. La santé générale s'altéra rapidement, les règles devinrent abondantes et douloureuses; l'appétit disparut, il survint de la céphalalgie avec nausées et insomnie.

A son entrée, le 12 mars 1888, la malade qui avait la mine d'une personne atteinte de cachexie palustre, se plaignait de douleurs pelviennes, surtout marquées dans le côté gauche. Les règles étaient régulières, mais abondantes, et d'une durée de six à huit jours, précédées et accompagnées de douleurs. La station debout et la marche étaient pénibles. Plusieurs médecins firent à ce moment le diagnostic de *fibrome utérin.*

Je trouvai un utérus très augmenté, en rétroversion ; le col hypertrophié était décliné et dur. L'utérus avait à peu près le volume d'une tête d'enfant, remontait jusqu'à l'ombilic, était dur, sensible et parfaitement mobile. Sa cavité mesurait 4 pouces.

Je confirmai le diagnostic de fibrome et l'on eut recours à l'électricité, appliquant un pôle dans l'utérus et faisait des séances de 8 minutes avec un courant de 75 milliampères. A chaque séance, la malade accusait des douleurs pelviennes intenses et était obligée de garder le lit pendant quelques heures.

Au bout de cinq semaines de ce traitement l'utérus avait considérablement diminué de volume et la menstruation était redevenue normale.

Le 13 mai, à la suite d'une course dans la salle, la malade fut prise d'une douleur lancinante et intolérable dans le côté gauche, douleur qu'on ne put calmer que par l'alitement et la morphine.

Le 14, je trouvai à gauche de la ligne blanche une tumeur ayant l'aspect d'une rate hypertrophiée, complètement distincte de l'utérus, très mobile, pouvant se réduire au-dessous des côtes gauches. On cesse le traitement électrique et l'on donne, à cause de la périodicité des douleurs, de la quinine à haute dose.

Un mois plus tard, le 15 juin, les douleurs étant plus continues, on fait deux fois par jour dans la rate des injections interstitielles de strychnine et de codéine. Aucune amélioration.

Le 2 août, *laparotomie* : Incision de 7 pouces dont 1 au-dessus de l'ombilic. La rate apparaît immédiatement ; son pédicule, long de 8 pouces, est tordu. Par suite de ce fait la circulation en retour est interrompue et les veines énormes atteignent la grosseur de l'intestin. Section du pédicule entre 2 ligatures, puis ligature séparée de chaque veine et chaque artère.

Guérison.

La rate enlevée pesait 54 onces 1/2 ; elle avait 12 pouces 1/2 de long, 7 de large, 4 d'épaisseur. Une fois dégagée du sang qu'elle contenait, elle avait son volume normal et présentait au microscope une structure également normale.

Obs. 24. — Ueber die Indicationen zur Laparotomie Wegen acuter Processe. Dr Gersuny. *Wiener mediz. Presse*, 1888, p. 52. — Il y a deux ans, une étrangère de 37 ans vint me trouver pour se faire opérer d'un kyste de l'ovaire. Elle était pâle et de mauvais aspect et racontait qu'après son seul accouchement, il y a quatre ans, elle avait remarqué une tumeur dure qui, à droite, se trouvait à la hauteur de l'entrée du bassin et paraissait en sortir. Après une année, elle remarqua une chute de l'utérus, qui, petit à petit, arriva au prolapsus complet, tandis que la tumeur abdominale augmentait lentement, sans déterminer de douleurs. Depuis deux ans, les choses avaient changé de face. Le ventre prit subitement du développement, la tumeur augmenta rapidement, changeait facilement de place et déterminait des douleurs. La malade avait de la fièvre, de la dyspnée et dépérissait dans ses forces et dans sa nutrition. Je trouvai dans l'abdomen développé de la malade, une tumeur dure, grosse comme une tête, flottante dans du liquide ascitique, tumeur dont je ne pouvais déterminer l'origine. D'après les anamnestiques, je crus à une tumeur ovarienne pour laquelle cependant l'examen ne donnait pas d'autre certitude; une indisposition personnelle me fit retarder l'opération de quelques jours, lorsque la malade eut de la fièvre et de violentes douleurs. Au cours de l'intervention, après évacuation de six litres environ d'ascite, je trouvai la séreuse intestinale fortement injectée en rouge sombre, dépolie et terne, comme veloutée. Je reconnus alors immédiatement qu'il s'agissait d'une rate très hypertrophiée, qui, après libération de quelques adhérences lâches intestinales et épiploïques, fut enlevée par section du pédicule après pincement préalable de ce dernier.

Ce pédicule long, avait fait deux tours de spire et contenait de très grosses veines thrombosées pour la plupart. Ces artères étaient perméables; la rate pesait 2,508 gr., contenait un très grand nombre de grands et petits foyers nécrotiques. La malade supporta bien l'opération, quoique très sanglante, elle continua cependant à avoir un peu de fièvre; petit à petit survint le météorisme, le ventre devint douloureux; vomissements, mort par péritonite qui existait déjà avant l'opération et qui continua pendant un mois après l'opération. La malade, par une intervention hâtive aussitôt après la torsion du pédicule, qui s'était bien produite il y avait deux mois, aurait été sauvée; j'ai regret d'avoir quelque peu tardé; peut-être ce retard a-t-il déterminé la terminaison fatale.

Obs. 25 (résumée). — *Rate mobile, splénectomie, guérison. Mort ultérieure par tuberculose pulmonaire.* Julius Metzges. *Zeitschr. f. Geb. u. Gyn.*, 1890, t. XIX, p. 31. — Femme, 35 ans, sept accouchements à terme, le dernier il y a onze semaines. Pas de malaria. Pendant sa dernière grossesse elle éprouva des douleurs dans le côté droit de l'abdomen. Les douleurs augmentèrent progressivement et la marche devint peu à peu impossible en raison de douleurs dorsales intolérables. La grossesse continua néanmoins et l'accouchement se fit normalement.

12 juin 1889. Chez cette malade amaigrie, on constate l'existence d'une tumeur mate, du volume d'une tête d'enfant, s'arrêtant en haut à un travers de main de l'ombilic, allant transversalement de la ligne blanche à la paroi du bassin, arrivant au contact du doigt placé dans le cul-de-sac vaginal postérieur droit. Le corps utérin est en rétroversion et dévié à gauche, les annexes gauches sont saines.

Sous le chloroforme, on retrouve l'ovaire droit situé contre la paroi droite de l'excavation.

La matité splénique est conservée.

20 juin 1889, *laparotomie* par Löhlein. — On trouve une rate hypertrophiée, reliée par des adhérences lâches et faciles à détacher à la paroi abdominale antérieure et latérale droite. Cette rate est enclavée dans l'excavation. De son hile qui regarde en arrière, part un pédicule membraneux qui offre les connexions des ligaments normaux de la rate. Ligature avec deux fils de soie. L'artère et la vessie spléniques très augmentées étaient probablement la cause de la matité splénique. Plusieurs autres petites ligatures au catgut.

(Il semble probable que la rate était mobile antérieurement à la dernière grossesse et que son refoulement à droite, en même temps que les adhérences, ont été déterminés par le développement de l'utérus gravide.)

Douze jours après l'opération, léger gonflement un peu douloureux du corps thyroïde. Ce gonflement disparaît au bout de quelques jours.

Quatre semaines après l'opération, un peu d'exophtalmie.

Guérison opératoire, mais le mois après, mort d'une tuberculose pulmonaire, que rien n'indiquait au moment de l'intervention.

Obs. 26. — Un cas d'ectopie de la rate. P. Rochet. *Bulletin de la Société belge de gynécologie et d'obstétrique*, t, I, 1889-90, p. 229, Bruxelles. — Une femme de 32 ans, d'une faible constitution, ayant l'aspect cachectique, entre dans mon service à l'hôpital Stuyvenberg, envoyée des salles de médecine avec le diagnostic d'inflammation suppurée des annexes de l'utérus, d'origine puerpérale.

Elle tousse depuis sept ans, et l'auscultation révèle les signes non douteux de tuberculose assez avancée.

Elle a eu plusieurs enfants ; le dernier accouchement date de deux mois ; à cette époque, la quatrième de ses couches, elle sortit de son lit pour prendre un de ses enfants indisposé, et, en faisant un effort pour le soulever, elle sentit une vive douleur dans le côté gauche, fut prise après d'une fièvre violente, et fut transportée à l'hôpital avec le diagnostic de fièvre puerpérale.

Elle fut traitée dans l'établissement et présenta les symptômes de péritonite aiguë, puis envoyée en chirurgie avec le diagnostic d'inflammation suppurée des annexes de l'utérus.

Les symptômes aigus sont passés. La région du flanc gauche est légèrement bombée par une tumeur mate à la percussion, rénitente et donnant la sensation d'une vague fluctuation.

Par le palper et le toucher combinés, on sent l'utérus refoulé légèrement à droite, assez mobile ; le cul-de-sac postérieur est libre, mais le cul-de-sac latéral gauche et la région du ligament large sont le siège d'une tumeur grosse comme deux poings, fixe, molasse, peu douloureuse, s'étendant jusque dans la fosse iliaque, paraissant adhérente à la paroi abdominale, et donnant la sensation d'une fluctuation profonde, mais pas manifeste. Le diagnostic fait dans les salles de médecine est confirmé.

La température de la malade, qui a été précédemment jusqu'à 39 et 40°, est actuellement tombée vers 38°. La tuberculose pulmonaire est caractérisée par des crachats purulents parfois très abondants.

Il y a quelquefois des sueurs profuses, de sorte qu'on pourrait tout aussi bien avoir affaire à une inflammation suppurée des annexes, d'origine puerpérale, qu'à une affection tuberculeuse.

La palpation fait reconnaître la présence de deux reins à leur place naturelle.

Dans le but d'évacuer et de drainer cette collection purulente sans ouvrir le péritoine, nous pratiquons une incision, un peu au-dessus du ligament de Poupart et parallèle à ce dernier, comme pour la ligature de l'artère iliaque, et, arrivé sur le péritoine, nous le soulevons et le décollons avec les doigts ; un aide appuyant sur la tumeur par la paroi abdominale, la fait saillir fortement dans la plaie ; nous faisons deux ponctions exploratrices avec la seringue de Pravaz et nous retirons du sang pur.

En présence de ce résultat, je vis que j'avais fait une erreur de diagnostic et crus à un hématosalpinx ou à une hématocèle enkystée, et, trouvant la voie peu favorable pour enlever une tumeur de ce genre, je refermai la plaie avec l'intention de faire la laparotomie après réunion de la plaie abdominale.

En effet, huit jours après, je fis cette dernière opération, et, après avoir ouvert la cavité abdominale, je tombai sur une tumeur mollasse, bleuâtre, deux fois et demie grosse comme la rate et en ayant toutes les apparences anatomiques. Glissant la main dans le ventre, je constatai la présence du foie et des reins à leur emplacement physiologique et l'absence de la rate là où elle devait être.

La rate hypertrophiée, ramollie, était couchée sur le psoas qu'elle débordait en dedans pour tomber dans le petit bassin ; l'utérus et ses annexes ne présentaient rien d'anormal et n'avaient pas de connexion avec elle ; elle était englobée dans des adhérences de nouvelle formation, qui la fixaient à la paroi abdominale et aux tissus voisins. Il eût été très aisé de l'enlever, mais les mauvais résultats obtenus par la splénectomie et le manque d'indications formelles me déterminèrent à fermer la plaie abdominale.

La plaie guérit par première intention au bout de huit jours ; mais la femme mourut de la tuberculose, qui prit une marche aiguë, trois semaines après la laparotomie.

Un certain nombre d'auteurs ont rencontré des rates en ectopie, mais je ne sache pas que le diagnostic fût fait avant l'opération.

Mundé, dans un cas à peu près identique, tomba sur un rein ectopié, croyant faire une ablation des annexes de l'utérus en suppuration.

Il est plus facile de commettre la même erreur avec la rate qu'avec le rein, car la consistance de la rate donne plus facilement la sensation d'une fausse fluctuation que celle du rein.

Tous les symptômes d'hecticité que nous croyions dus à la résorption purulente d'une collection tubaire étaient produits par la tuberculose pulmonaire.

Obs. 27 (résumée). — *Splénectomie pour rate mobile hypertrophique.* A. Turretta. *Communicazione fatta alla VIII*e *adimanza della Societa italiana di chirurgia in Roma*, 1891, Roma, 1892. — P. C..., 26 ans, n'a jamais souffert d'autre maladie que de fièvres avec accès. Réglée à 12 ans, mariée à 23 ans, elle fit presque immédiatement une fausse couche de trois mois à la suite d'un effort. Depuis cette époque elle souffre de douleurs dans le bas-ventre spécialement pendant la station debout (sensation de constriction dans le flanc gauche, s'étendant souvent dans le côté correspondant du thorax, s'accompagnant fréquemment de vomissements et de palpitations).

Tous ces phénomènes s'aggravèrent à la suite d'une attaque d'influenza en décembre 1889.

Chez cette malade, maigre, à peau un peu terreuse, on trouve entre le pubis et l'ombilic une tumeur aplatie, allongée transversalement, présentant une surface convexe lisse et élastique. Elle mesure 19 centim. sur 13; ses bords arrondis sont lisses; l'inférieur plus mince présente en son milieu une sorte de sillon. Pendant le décubitus dorsal la tumeur occupe l'hypogastre qu'elle déborde un peu à gauche, on peut la déplacer en bas ou à droite, mais dès qu'elle est abandonnée à elle-même, elle reprend sa position habituelle. Il est très facile de la porter dans l'hypocondre gauche. On peut aussi lui imprimer un mouvement de rotation sur son axe antéro-postérieur et constater ainsi qu'elle a la forme d'une rate hypertrophiée.

Pas de développement du corps thyroïde ni des ganglions lymphatiques. Pas de modifications du sang.

19 juillet 1890, *laparotomie* médiane ; l'incision s'étend de 3 centim. au-dessus de l'ombilic, de 7 centim. au-dessous. La rate est facilement amenée au dehors. Le pédicule, plus court qu'on ne l'aurait supposé, ne mesure que 7 centim.; l'estomac et le pancréas suivaient donc certainement la rate dans sa chute. On le lie à la soie après l'avoir divisé en cinq parties.

Guérison malgré le développement au niveau du pédicule d'un noyau inflammatoire qui persista pendant deux mois, s'accompagnant de poussées fébriles et d'un état général inquiétant.

En août 1891, un an après l'opération, la santé est parfaite, aucune modification dans la glande thyroïde, ni les ganglions lymphatiques.

Numération des globules :

18 juillet	R.	4.700.000
—	B.	23.000
20 juillet	R.	4.200.000
—	B.	26.000
29 juillet	R.	3.830.000
—	B.	28.000
10 août	R.	4.000.000
—	B.	29.000
5 septembre	R.	3.500.000
—	B.	28.000
20 septembre	R.	4.300.000
—	B.	26.000
3 octobre	R.	4.800.000
—	B.	23.000

Poids : Rate privée de sang, pèse 645 gr.

Dimensions : Longueur, 17; largeur, 9; épaisseur, 4,5.

Examen anatomo-pathologique. Hypertrophie malarique (examen histologique).

Obs. 28. — *Splénectomie.* Trombetta (*Messine*). 7e Congrès der Ital. Chirurgen (1890). *Wiener klin. Wochen.*, 1890, p. 431. — L'auteur a pratiqué la splénectomie dans un cas de rate mobile. Ligature du pédicule en trois parties avec de la soie. Guérison au huitième jour.

Examen du sang. 1° *Avant l'opération.* — Le premier jour, diminution des globules rouges. Les leucocytes, en rapport normal avec les globules rouges.

2° *Après l'opération.* — Le premier jour, diminution des globules rouges. Puis augmentation. Les leucocytes augmentent proportionnellement aux globules rouges.

A la suite de l'opération, aucune particularité du côté de la thyroïde ou des ganglions lymphatiques.

Obs. 29. — *A case of splenectomy.* (Opérateur, Penrose.) *Brit. med. Journal,* supplément du 4 août 1890, p. 2. — Le Dr Howard Fussell, de Philadelphie, rapporte (*University medical Magazine,* juillet 1890) un cas de splénectomie chez une femme de 50 ans. Elle avait souffert, pendant un an, d'un sentiment de tiraillement fatigant, pénible, dans le côté gauche ; après un bon repas, elle eut des douleurs abdominales, avec vomissements et diarrhée. Une tumeur fut découverte dans le flanc gauche, occupant la majeure partie du pelvis. L'opération fut décidée, mais un délai de quarante-huit heures était nécessaire avant d'opérer. La laparotomie fut enfin faite par le Dr Penrose (C.) qui trouva que la tumeur était une rate déplacée dont le pédicule était tordu, ce qui avait causé la rupture de l'organe. Le pédicule fut lié à la soie et la rate enlevée. La cavité abdominale fut lavée à l'eau tiède, puis épongée et la plaie abdominale recousue. Tube de drainage en verre ; après avoir été bien pendant quelque temps, la malade tomba le soir de l'opération dans un état de stupeur, jusqu'à 1 heure de l'après-midi du jour suivant, moment où la malade demanda à boire ; de suite après, elle fut saisie d'une convulsion générale classique et mourut. La rate avait quatre fois son volume normal ; elle était plutôt molle et se trouvait déchirée au niveau du hile ; le pédicule était en bon état. Il n'y avait pas eu d'hémorrhagie ; il n'existait qu'un caillot du volume d'une noix, au-dessus de la ligature.

L'urine n'avait pas été examinée par malentendu, mais les reins étaient apparemment en bon état. Le Dr Fussell pense que le résultat aurait été tout différent s'il n'y avait pas eu de retard à l'opération. Il donne un tableau de 105 cas de splénectomies dont les guérisons sont de 57 p. 100.

Obs. 30. — *Rate mobile hypertrophique. Malaria.* Montenovesi. *Riforma medica,* Napoli, 1891, t. IV, p. 511. — Femme de 22 ans, depuis l'âge de 10 ans a des attaques de fièvre intermittente, surtout l'été, quelquefois l'hiver. Elle entre à l'hôpital le 15 août, se plaignant de lourdeur et de douleur constante un peu au-dessous de l'hypocondre gauche. Cette douleur s'accompagne d'une autre dans l'épaule du même côté et résiste à tous les traitements employés.

Après chloroformisation on constate : 1° une disparition de la matité splénique; 2° une tumeur qui s'étend depuis la onzième côte jusqu'à 4 centim. de l'épine iliaque antéro-supérieure. En avant elle se dirige obliquement en bas, dépassant la ligne médiane.

Diagnostic. — Rate mobile hypertrophique de malaria.

Splénectomie. — Le dixième jour, ablation des sutures; le douzième la plaie se rouvre après une attaque violente de toux, il y a issue de l'épiploon. On refait une suture qu'on laisse en place deux jours. Guérison.

L'examen du sang fait avant l'opération, montre des globules blancs en abondance sans plasmodies. Depuis l'opération, amélioration notable dans la composition du sang.

Obs. 31 (résumée). — *Rate mobile. Laparotomie. Reposition en situation normale. Insuccès. Splénopexie impossible. Ablation. Guérison.* Glascow. *Trans. of the Amer. assoc. of obst. and gyn.*, Philad., 1891, t. VIII, p. 238. — Femme, 23 ans. Bonne santé antérieure; en décembre a commencé à perdre l'appétit, à souffrir dans le côté droit au niveau de la région scapulaire; une semaine après, douleurs névralgiques. État nerveux très prononcé, les jambes tremblent dès qu'elle se tient debout; dyspnée et anorexie.

Le 22 avril, examen après éthérisation; dans le bassin se trouve une masse qui refoule l'utérus à droite et en avant. Cette masse est très irrégulièrement lobulée et dure comme un fibrome. Elle n'a pas de connexion intime avec l'utérus. Il existe entre celui-ci et la tumeur un espace appréciable, mais cependant il semble que les deux soient reliés par le ligament large. La tumeur a le volume d'une grosse orange et ne peut être refoulée en dehors du bassin. Diagnostic : fibrome de l'ovaire.

Le 22 mai, après échec du traitement électrique, cœliotomie. On trouve une rate enclavée dans l'excavation, reliée à l'épigastre par un large pédicule. Assez péniblement on la désenclave et on la replace dans l'hypocondre gauche, espérant qu'une inflammation adhésive consécutive à l'opération va contribuer à la fixer en situation normale.

Le 3 juin, la malade dit que depuis la veille, elle éprouve des sensations identiques à celles qu'elle avait autrefois. Elle est énervée et éprouve des douleurs dans le dos. On constate que la rate est retombée dans l'excavation. Plaçant la malade dans la position génu-pectorale on dégage la rate de l'excavation. Mais les jours suivants elle y retombe; aussi se résout-on à la fixer à la paroi abdominale et à déterminer, par un tamponnement iodoformé, la production d'une cicatrice épaisse et solide. Dans ce but, on fait à un pouce du rebord costal une incision longue de trois pouces et l'on amène la rate dans la plaie. Le pédicule est tordu une fois; soutenant la rate avec une lanière de gaze, on renonce après examen à la fixer, la friabilité de sa capsule semblant s'y opposer. Splénectomie après ligature du pédicule en six nœuds. Réduction du pédicule cautérisé. Guérison. La rate était triplée de volume.

Quatre mois après, la malade continue à aller très bien.

Obs. 32. — *Cas de rate mobile et hypertrophique. Laparosplénectomie. Guérison.* A. O. Lindfors. *Nordiskt Medicinsktr Arkiv.*, an. 1892, n° 33. — N..., jeune paysanne de Wittsjo, gouvernement de Christianstad, Suède, âgée de 20 ans, reçue à l'hôpital de Christianstad le 18 janvier 1892.

Constitution faible, tempérament lymphatique, a remarqué, il y a 5 ans, une augmentation de volume du ventre, surtout au côté gauche, et ressent depuis lors de temps à autre des douleurs vives dans cette partie. Le ventre est très bombé (comme aux derniers mois d'une grossesse) ; la partie gauche de l'abdomen est occupée par une tumeur dure, lisse, de forme ovoïde et à bord antéro-intérieur très mince. Elle est très mobile et librement palpable partout, excepté vers le bord supérieur, qui se perd sous les fausses côtes gauches.

Mesures de la tumeur prises par la paroi abdominale, 29 × 17 centim. ; circonférence abdominale, 95 centim.

L'*examen du sang* donne le résultat de 1 globule blanc sur 200-250 globules rouges.

Après un traitement fortifiant et stimulant de 4 semaines, laparosplénectomie le 21 février 1892. Narcose par chloroforme seulement au commencement puis par éther, tout le temps, sommeil très tranquille.

L'incision de 18 centim. fut faite au bord externe du muscle droit de gauche, au sommet de l'ombilic ; depuis l'angle supérieur, une autre incision verticale vers le côté gauche, longue de 6 centim. La paroi abdominale fut divisée par couches successives ; hémostase faite avec soin avant l'ouverture du péritoine. Une seule adhérence avec l'épiploon fut ligaturée et coupée.

Les bords de l'incision ayant été écartés, l'épiploon et les anses intestinales furent retenus par des compresses de gaze stérilisée et grâces à son extrême mobilité la tumeur fut amenée en entier en dehors de la cavité abdominale. Ligature du pédicule en 6 divisions à la soie aseptique. — Ablation de la tumeur presque sans aucune perte de sang ; deux ligatures de plus sur les grands vaisseaux du pédicule, toilette péritonéale, suture complète de l'incision.

Examen de la tumeur : Poids (celui du sang vidé non compris) 1,155 gr.

Mesures	diamètre longitudinal de	25	cent.
	» transversal de	15	»
	Épaisseur	7	»

Capsule très épaisse, ainsi que les trabécules et les parois des vaisseaux.

Examen histologique : Hypertrophie de tous les éléments fibreux et diminution de la pulpe.

L'opérée ne montre qu'une faible réaction ; température presque normale, pouls un peu accéléré les jours suivants. Douleur vague et résistance incertaine au côté gauche.

La convalescence fit des progrès normaux jusqu'au 8 mars où une élévation brusque de la température (39° le soir) et du pouls (116), fit craindre quelque chose de grave. Pendant la nuit et le jour suivant, plusieurs selles noirâtres et mêlées de pus : un exsudat circonscrit s'était sans nul doute évacué par l'intestin. Le 10 mars déjà la température et le pouls étaient redevenus normaux.

Le 18 mars, *examen du sang* de l'opérée : quantité de l'hémoglobine évaluée à l'hémochronomètre de Fleischl, 55° (au lieu de 90-95° qui constitue la normale chez les femmes saines) ; globules rouges 4.200.000, 1 globule blanc sur 150 globules rouges ; avec l'hémocrite de Hedin (appareil centrifuge), le volume p. 100 des globules rouges fut estimé à 32 p. 100 (volume normal = 42 p. 100), et celui des globules blancs à 3 p. 100 (volume normal = 1 p 100).

Résultat. — Augmentation des globules blancs, diminution des globules rouges et surtout de l'hémoglobine.

L'auteur a revu l'opérée en juin 1892. Elle se portait bien ; il n'a constaté aucune augmentation de volume aussi peu de la glande thyroïde que des glandes lymphatiques palpables.

OBS. 33. — *Un nouveau cas d'extirpation de rate hyperthrophiée, tombée dans le petit bassin.* HECTOR TREUB (de Leyden) (observat. rapportée par l'*Union médicale* du 13 juillet 1893, p. 65. — A la fin de janvier 1892, femme de 48 ans admise à la clinique gynécologique de Leyden.

Accouchée 7 fois — 5 avortements.

Réglée à 16 ans. — Bien portante.

Il y a 7 ans, douleur abdominale, dix semaines après un accouchement. Douleur plus grande au repos.

Réaction douloureuse, défécation sans douleur. En même temps le ventre s'enfle. La diminution de la douleur faisait diminuer le ventre et facilitait la miction.

Examen de la malade sous le chloroforme (le 10 février).

Bas-ventre distendu par une tumeur médiane, de consistance solide, montant jusqu'à l'ombilic, nettement délimitée en haut; à droite et à gauche, mais se perdant dans le bassin. Forme oblongue, surface inégale — mobilité assez grande dans le sens transversal, nulle dans le sens vertical.

Utérus de grandeur un peu augmentée, derrière la tumeur adhérences se laissant facilement déchirer ; ovaire droit se fait sentir d'une manière douteuse, ovaire gauche pas du tout.

Diagnostic de kyste de l'ovaire gauche.

Laparotomie (11 février). — Tumeur adhérente à la paroi abdominale antérieure, adhérences se déchirent sans peine. Toute la surface de la tumeur est couverte d'anses intestinales qui y ont adhéré mais qui s'en laissent facilement séparer.

Péritoine du bassin comme celui des anses intestinales soudées à la tumeur, est enflammé, ovaires œdémateux, couverts de dépôts fibreux. Ablation de la tumeur. Pédicule mince pris dans une ligature simple à la soie, est coupé et réduit dans le ventre qui est fermé après.

L'*examen histologique* a démontré qu'il s'agit d'une rate hyperthrophiée en plus grande partie nécrosée ou en voie de le devenir.

Guérison. Trois semaines après, la malade quitte la clinique dans un état de santé parfaite.

Tant avant qu'après l'opération tout signe de leucémie a manqué.

L'*examen du sang* fait après l'opération n'a révélé aucune anomalie.

Le 29 juin 1893 la malade se portait parfaitement bien.

Obs. 34 (résumée). — *Rate mobile. Torsion du pédicule. Cœliotomie. Reposition de la rate. Quelque temps après, nouvelle torsion du pédicule. Splénectomie. Guérison.* Bland Sutton. *British medical Journal*, 1892, t. II, p. 1334. — Femme de 22 ans, mère d'un enfant, portant depuis un certain temps une tuméfaction de la moitié gauche du ventre. En mars elle est prise d'une crise violente de douleurs dans la tumeur, avec vomissements et diarrhée. A son entrée à Middlesex hôpital, tumeur très mobile ressemblant à une hydronéphrose dans un rein flottant; on hésite entre un kyste hydatique de l'épiploon et une rate mobile.

Le 21 mars, incision exploratrice qui montre une rate mobile à pédicule tordu. On détord le pédicule et la rate reprend immédiatement, d'elle-même, sa place dans l'hypocondre gauche. Les douleurs cessent et la malade quitte l'hôpital six semaines après, munie d'une ceinture.

Le 7 juillet elle revient, la tumeur a reparu, la malade a été reprise subitement de douleurs abdominales aiguës avec vomissements, diarrhée, hémorrhagie par le vagin. Le 9 juillet on trouve la rate dans la fosse iliaque droite, au-devant du cæcum; le 10 elle est dans la fosse iliaque gauche au contact du ligament de Poupart; le 12 elle est dans l'excavation, son extrémité inférieure en contact avec l'utérus.

Le 12 juillet, splénectomie après incision de l'ombilic au pubis. Le pédicule est tordu, faisant trois révolutions complètes, ses veines sont gonflées; son volume est celui d'un énorme cordon ombilical. On le transfixe et l'on y place deux ligatures entre-croisées avec de la grosse soie; pour plus de sécurité une troisième ligature en masse est placée sur les deux premières. Guérison.

La rate pesait 16 onces et son tissu était normal.

En mai 1894, la malade est revue. Elle est en parfaite santé. Globules rouges = 5.540.000; globules blancs = 2 pour 1000 rouges. Hémoglobine = 70 p. 100. (*Communication écrite.*)

Obs. 35. — *Splénectomie pour rate mobile, hypertrophiée, malarique.* Dr Carlo Gangitano. *Riforma medica*, Napoli, 1893, vol. III, p. 327. — C. M..., âgée de 36 ans. Fièvre pernicieuse persistante en 1891. Quelques mois après, la malade s'aperçoit d'une tumeur abdominale assez volumineuse, dure et mobile, accompagnée de douleurs toujours croissantes. Sensation de pesanteur dans le bas-ventre. Travail presque impossible.

Mauvais état général. Amaigrissement. Teinte terreuse. Petites taches hémorrhagiques aux avant-bras et aux jambes.

L'abdomen présentait de la tuméfaction, mais sans aucune proéminence digne d'être notée. Tumeur dure, oblongue, à limite inférieure dans le petit bassin et à limite supérieure, rejoignant le niveau de la crête iliaque droite. Tumeur à bord tranchant tournée à gauche avec échancrure médiane, donnant l'idée d'un rein très gros. Utérus un peu descendu et adossé à la partie postérieure de la tumeur, mobile pourtant et très dépendant de celle-ci ; la tumeur peut être circonscrite au niveau de son pôle inférieur. Elle est très mobile, peut se porter dans tous les points de la cavité péritonéale. Elle est exactement au-dessous des parois abdominales sans interposition d'anses intestinales.

Diagnostic. — Rate mobile, hypertrophiée. Splénectomie indiquée.

Opération, le 1er août 1892. — Incision médiane de l'ombilic au pubis. Incision du péritoine. Epiploon légèrement congestionné. La tumeur apparaît sous l'épiploon. Prenant la tumeur par le pôle inférieur, je réussis à la tirer hors de la cavité abdominale. Au moyen d'une aiguille armée d'un double fil de soie, je transperçai le pédicule, de façon à pénétrer entre les artères et les veines. Ligature de l'artère, puis de la veine. Vaisseaux trois fois plus gros qu'à l'état normal. Section du pédicule et cautérisation avec la solution phéniquée à 7/100. Le pédicule est abandonné dans la cavité péritonéale. Toilette du péritoine.

Sutures des parois abdominales par couches successives. La tumeur privée de sang, pèse 1,050 gr.

Suites opératoires. — 1er août. La malade se sent assez bien. Pouls, 84. Température, 36°,9.

Le 2. Température, 37°,4. Pouls, 90. Légère bronchite diffuse.

Le 3. Température, 36°,5. La toux et l'expectoration ont disparu.

A 2 heures de l'après-midi, accès de fièvre pernicieuse. Température, 39°,6 et 40°,6.

Le 4. Apyrexie complète. Température, 37°.

Le 6. Pansement. Réunion par première intention. L'amélioration continue et, au bout de douze jours, la malade peut se lever.

Onze mois après l'opération, elle a accouché d'un enfant plein de vie et de santé.

Obs. 36 (résumée). — *Rate mobile grosse et tombée dans le petit bassin. Splénectomie. Guérison.* Markoe. *Annales of surgery*, Saint-Louis, 1893, t. I, p. 582. — Femme de 64 ans, ayant eu 7 enfants et 2 fausses couches, ménopause depuis 20 ans. En septembre 1888, elle fait un effort pour soulever un enfant et ressent dans le côté droit de l'abdomen une douleur, y portant la main elle y sent quelque chose qu'elle peut refouler, ce qui la soulage. Le lendemain matin, au moment où elle se lève elle a une attaque de douleurs vives, avec nausées et tremblements nerveux. Depuis cette époque elle ne peut se livrer à aucun travail pénible, le moindre effort causant de la douleur. La santé générale reste néanmoins bonne. En 1889 grippe, puis érysipèle de la face. Pendant l'été 1890 elle tombe dans un escalier et se contusionne. La partie dure qu'elle portait dans son ventre lui semble grossie. Elle est prise de mictions fréquentes et pressantes, de constipation, de troubles digestifs avec distension gazeuse de l'estomac et éructations. Au moindre écart de régime elle doit dégrafer ses vêtements et s'étendre. De plus, fréquents maux de tête.

En 1891, attaque de coliques violentes sans vomissement.

En avril 1892, la tumeur s'étend depuis le bassin jusqu'au-dessus de l'ombilic; elle est ferme, insensible, a des bords nettement limités et jouit de quelques mouvements de latéralité. L'état général est médiocre, la malade amaigrie, nerveuse.

Au bout de 3 mois, l'état général s'est amélioré. La tumeur a cependant considérablement augmenté ; la malade ne peut retenir ses urines, elle a des palpitations, une respiration courte et réclame une intervention.

Le 10 août 1892, incision abdominale sous-ombilicale prolongée au-dessus. On a de grandes difficultés à déloger la rate du bassin et à amener l'organe très augmenté de volume dans la plaie abdominale. L'estomac était attiré en bas; les ligaments gastro-spléniques et suspenseur réunis en un seul pédicule large dans lequel on voyait des vaisseaux volumineux et tortueux et de petites rates accessoires. Ligature de l'artère splénique puis transfixion du pédicule en deux points et ligature avec une chaîne de 3 fils. Au moment de la section, la partie inférieure du pédicule glisse sous la ligature ; hémorrhagie veineuse qu'on arrête par la pose d'une série de pinces. On retransfixe à nouveau et on lie à la soie.

Une rate accessoire du volume d'un œuf de pigeon est liée et enlevée de la même manière ; une autre plus petite est laissée en place. Toilette du péritoine avec des éponges pour enlever les caillots. Guérison.

La rate enlevée pesait 5 livres et demie ; la petite rate accessoire, une demionce. La face convexe de la tumeur mesurait 12 pouces et demi sur 9 et demi ; la face concave 11 sur 8, la circonférence 25 pouces et demi.

Histologiquement, on retrouvait la structure de la rate avec augmentation relative du tissu connectif.

OBS. 37. — *Estirpazione di Milza ectopica.* (Nota clinica.) *Guarigione.* Dr P. JEMOLI. *Clinica chirurgica*, Milano, 25 février 1892 p., 61-64. — M. F..., 43 ans, servante de Pavie, fut reçue dans la clinique chirurgicale de cette ville le 21 janvier 1892.

Rien de remarquable dans ses antécédents : Point de maladie pendant l'enfance et l'adolescence.

Réglée à 16 ans, toujours régulièrement ; nombreuses grossesses ; les règles cessèrent il y a 3 mois. Pendant son mariage elle eut onze garçons dont 6 moururent enfants. La malade demeurant à Pavie où la malaria est commune, affirme catégoriquement n'en avoir jamais souffert.

L'affection pour laquelle elle demande son admission date, d'après elle, de 4 ans à peine, c'est-à-dire depuis sa dernière grossesse qui plus que les autres avait été difficile et laborieuse. A peine le temps des couches écoulé la femme commença à ressentir un sentiment de pesanteur dans l'hypocondre gauche (facilité à la fatigue, douleurs légères et vagues dans l'abdomen, troubles que la patiente reportait aux suites de sa dernière grossesse). Ces accidents allèrent toujours en augmentant; il s'y ajouta des nausées fréquentes, de la facilité aux vomissements. Elle raconte que quand elle était obligée de marcher un peu plus que de coutume ou de faire un travail un peu fatigant elle était prise de dyspnée, de vertiges, de douleurs aiguës dans tout le ventre, et elle avait parfois des syncopes. En même temps elle s'aperçut d'une tumeur abdominale située d'après elle dans le voisinage de l'ombilic, constatée par hasard en se comprimant un jour le ventre avec les mains pour faire cesser ainsi ses fortes douleurs abdominales ; pendant quelques mois les accidents augmentèrent de nombre et de gravité. Elle était fréquemment prise de convulsions comme si elle était épileptique. Dépérissement général et impossibilité de vaquer aux travaux domestiques. — C'est pour cela que la malade vient à la clinique, décidée à subir n'importe quelle opération afin d'être affranchie de ses souffrances qui lui rendaient l'existence à charge.

Etat actuel. — Squelette bien conformé, pâle et dépérie, pannicule adipeux maigre, muqueuses pâles, système ganglionnaire lymphatique normal, cou régulier, corps thyroïde un peu augmenté ; rien dans l'appareil circulatoire et respiratoire. Abdomen : dans le décubitus dorsal à l'inspection on voit une saillie, une tuméfaction dans la région para-ombilicale qui s'étend beaucoup à gauche ; l'ombilic est légèrement déplacé à droite.

Dans les mouvements respiratoires la tuméfaction s'abaisse légèrement en inspiration et se soulève en expiration. — Dans le décubitus latéral gauche la tumeurse déplace à gauche tandis que le ventre s'aplanit un peu antérieurement ; au palper les parois abdominales sont flasques, peu épaisses et on note l'existence d'une tumeur occupant la région para-ombilicale gauche s'étendant et pénétrant partiellement dans la région hypocondriaque gauche. Cette tumeur, du volume d'un gros rein, en présentait presque la forme et même au palper on sentait comme une sorte d'incisure ou de dépression rappelant un hile. La tumeur a une surface lisse, une consistance parenchymateuse, rappelant celle du foie ; elle est excessivement mobile et se laisse déplacer dans tous les sens surtout transversalement en se déplaçant autour d'un axe longitudinal. En plus des mouvements de progression de la tumeur on peut faire exécuter à celle-ci des mouvements de rotation ; en déplaçant la tumeur on ne remarque pas qu'elle s'arrête avec prédilection ou plus longtemps dans une des positions où elle a été placée, mais elle reprend de suite la position primitive.

Les deux lignes xipho-ombilicale et ombilico-pubienne ont la même longueur tandis qu'il y a un demi-cent. de différence en faveur de la ligne tirée de l'épine antérieure iliaque gauche à l'ombilic par comparaison avec la même ligne droite. On remarque aussi que la tumeur est absolument indépendante des organes génitaux normaux. La matité hépatique est normale ; on remarque également une submatité marquée dans la région splénique habituelle. En plongeant la main sous le rebord costal gauche on n'arrive pas à palper la rate. A l'examen des reins (palper bimanuel) il me semble sentir la région rénale gauche vide ; de même à la percussion de la région lombaire il semble exister un son plus clair et tympanique à gauche qu'à droite.

Urine diminuée un peu de quantité 1,100 gr. par 24 heures, qualités normales

De tout cet examen il est difficile d'établir un diagnostic.

En toute probalité, en se basant sur les données du palperet de la percussion desreins, on était porté à croire qu'il s'agissait d'un rein mobile douloureux, sans exclure pourtant la possibilité de quelque tumeur d'autre nature, même d'une rate ectopique, hypothèse qu'on tenait cependant pour peu probable, en raison de la submatité nette de la région splénique.

Cependant ne pouvant plus supporter les accidents douloureux de sa tumeur, dépérissant sans cesse et réclamant l'opération quelle qu'en puisse être l'issue la malade nous autorisait à faire la laparotomie exploratrice.

En effet, après bains généraux et lavages soignés de l'abdomen avec sublimé au millième, l'opération fut faite le 15 mars 1892 par le professeur Bottini.

Après une nouvelle désinfection de la paroi, après avoir rasé les poils du pubis, circonscrit le champ opératoire avec compresses imbibées de sublimé et endormi la malade au chloroforme, incision de la paroi abdominale de l'ombilic au pubis par couches jusqu'au péritoine. Aussitôt le ventre ouvert on voit à la partie supérieure de la plaie un corps qu'on reconnaît pour la rate ectopique. et légèrement hypertrophiée; en introduisant la main dans le ventre l'opérateur s'aperçoit qu'elle seule est en cause. En portant la main dans la région splénique il y constate une résistance diffuse. Ne voulant pas trop tenir la cavité abdominale ouverte, l'opérateur n'insista pas dans son exploration. La rate ectopique extraite facilement grâce à la longueur du pédicule, celui-ci fut transfixé avec un fil double. On ligatura en entre-croisant les chefs, faisant ainsi deux parties. Réduction du pédicule, fermeture du ventre avec quatre points de suture à anse comprenant toute l'épaisseur de la paroi et le péritoine, quelques sutures superficielles. Pansement au sulfophénate de zinc.

Suites normales, apyrexie. Au huitième jour, ablation des fils superficiels; au douzième jour, des profonds.

La malade, nourrie les premiers jours avec un peu de bouillon et œufs, commence à prendre des aliments solides au dixième jour.

Les douleurs abdominales, les convulsions, la dyspepsie disparurent comme par enchantement; après seize jours la malade se leva, et bien que faible et anémique elle voulut quitter la clinique en déclarant se trouver très bien et bénissant la chirurgie.

J'ai revu la femme le mois passé, elle paraît rajeunie de 10 ans.

Elle engraisse et jouit d'une parfaite santé.

De ce cas clinique, résumé brièvement, on voit comment un cas de rate ectopique peut exister même avec de la submatité dans la région splénique normale.

Ce cas démontre comment une rate ectopique peut donner lieu à un tel complexus symptomatique si grave avec altération de la santé générale qu'il devienne un cas de chirurgie, et comment l'intervention peut rendre la santé primitive.

OBS. 38 (inédite). — *Rate hypertrophiée mobile. Torsion du pédicule. Péritonite aiguë généralisée. Splénectomie. Guérison*, par HENRI HART-

MANN, chirurgien des hôpitaux. — J. B..., 18 ans, entre le 8 avril 1893, à l'hôpital Bichat, dans le service de notre maître, le professeur Terrier, pour des accidents de péritonite aiguë.

Ceux-ci avaient débuté brusquement le 26 mars, dans l'après-midi. Deux heures après son déjeuner, étant en train de se promener, elle fut prise de douleurs abdominales, dont elle ne peut nettement préciser le siège. Ces douleurs s'accompagnèrent de vomissements et d'un état de malaise tel, qu'elle fut obligée d'entrer dans une pharmacie. Transportée chez elle, elle continua à vomir pendant les deux jours qui suivirent, 27 et 28 mars, et fut obligée pendant ce temps de garder le lit. Le 29, elle put se lever et travailler un peu. Elle était cependant souffrante, vomissait et éprouvait des douleurs abdominales chaque fois qu'elle prenait quelque aliment. Le ventre, qui avait commencé à se tuméfier dès le début des accidents, continuait à grossir. Le 2 et le 3 avril, elle se purgea sur le conseil d'un médecin, puis resta sans aller à la selle jusqu'au 6 avril, où elle eut des garde-robes spontanées. Les accidents, malgré l'atténuation momentanée qui avait suivi la brusquerie du début, continuant et même s'aggravant progressivement, elle se décide à entrer à l'hôpital. Les règles sont apparues à leur époque habituelle, cinq jours après le début des accidents et ont duré cinq jours comme à l'ordinaire. Depuis deux jours, la malade souffre en urinant, la douleur de la miction existant avant, pendant et après.

Dans les antécédents, nous relevons un point intéressant. Née à l'île de la Réunion, venue à 3 ans dans l'île Maurice, elle y aurait eu les fièvres jusque vers l'âge de 12 ans environ. Elle souffrait à cette époque de douleurs dans le côté gauche, et était, paraît-il, porteuse d'une grosse rate contre laquelle on fit de nombreuses applications locales de teinture d'iode, et un traitement par la quinine et les douches. Au moment de l'établissement de la menstruation, elle éprouva de nouveau de la gêne dans l'hypocondre gauche, et depuis cette époque, c'est-à-dire depuis l'âge de 13 ans et demi environ, elle a toujours ressenti quelques petits symptômes de ce côté, de la gêne respiratoire et quelques palpitations, sans jamais avoir eu d'accès nouveau.

Au moment de son entrée à l'hôpital, nous notons les détails suivants : malade de 18 ans, bien constituée, mais extrêmement pâle. Yeux excavés. Pouls petit, à 120; température normale.

Le ventre est ballonné; la circonférence ombilicale mesure 83 centim.; de l'ombilic au pubis 13 centim., à l'appendice xiphoïde 14, à l'épine iliaque antéro-supérieure droite 16, à l'épine iliaque antéro-supérieure gauche 14. A part la région épigastrique, les hypocondres, le flanc gauche et la partie la plus postérieure de la fosse iliaque gauche, la percussion dénote partout de la matité. La tension des parois empêche toute palpation. Le ventre est, du reste, partout douloureux et les zones mates sont même le siège d'une douleur excessive à la moindre pression.

Le col est régulier, un peu entr'ouvert, admet la pulpe du doigt; l'utérus est mobile, indolent; on ne trouva rien dans les culs-de-sac. Quelques vomissements bilieux, avec un état nauséeux et des efforts de vomissements presque continuels.

En présence de ces accidents, notre maître, M. Terrier, nous engage à pratiquer dès le lendemain la laparotomie.

Le 9 avril, la malade étant anesthésiée par le Dr Bourbon, à l'aide de l'administration successive du bromure d'éthyle et du chloroforme, nous pratiquons la laparotomie médiane avec l'aide des internes de service, MM. Morax et Baillet. Notre ami, le Dr Boiffin (de Nantes) assiste à l'opération. Avant d'inciser la paroi nous percutons de nouveau l'abdomen, la matité a partiellement changé de place. La fosse iliaque droite, qui hier était mate, est aujourd'hui sonore ; par contre, la partie postérieure de la fosse iliaque gauche, sonore hier, est actuellement mate dans toute son étendue. Malgré l'anesthésie, il est impossible de constater quoi que ce soit au palper du ventre, tant est grande la tension de ses parois.

Nous incisons la paroi abdominale immédiatement au-dessous de l'ombilic, puis agrandissons l'incision au-dessus, en contournant la moitié gauche de l'anneau. L'épiploon rougeâtre, épaissi, adhérent, occupe toute l'étendue de notre incision. Il laisse voir par transparence une masse rouge brun sous-jacente, nous le décollons facilement avec le doigt, les adhérences étant molles et récentes. A ce moment s'écoulent 2 à 300 grammes de liquide citrin, un peu rougeâtre, mêlé de débris fibrineux. L'épiploon pris dans une pince est rabattu sur une compresse stérilisée. Nous nous trouvons alors devant une rate turgescente, énorme, déplacée, à grand axe oblique en bas et à droite, se présentant à nous par sa face convexe devenue antérieure. Nous l'attirons au dehors, décollant de sa face profonde des anses d'intestin grêle rouges, tomenteuses, recouvertes et agglutinées par des exsudats fibrineux. Nous arrivons ainsi sur le pédicule de la rate, pédicule gros, du volume d'un cordon ombilical, deux fois tordu sur lui-même, dans le sens des aiguilles d'une montre. Nous le détordons, puis le lions avec un double fil de soie entre-croisé, faisant ensuite par-dessus tout un nœud de sûreté. A la coupe du pédicule nous voyons des vaisseaux thrombosés. Le grand épiploon altéré est de même réséqué au-dessous d'une ligature en chaîne de quatre fils. Pas de lavages. Suture totale de la paroi abdominale à trois étages.

La rate enlevée est un peu indurée, turgescente sans infarctus. Elle pèse 2,190 gr. Le liquide recueilli dans le péritoine, examiné et cultivé par notre ami M. Morax, interne du service, ne contenait pas de micro-organismes (1).

9 avril soir. 37°,3 ; les douleurs ont disparu, la malade a eu pendant la journée quelques rejets des liquides qu'elle buvait.

Le 10. 37°, pouls — 116 ; 37°,4 le soir, depuis hier au soir la malade rend des gaz par l'anus. Elle urine seule. Encore quelques vomissements alimentaires.

Le 11. 37°,4 ; 120 puls. — 37°,8 ; 140 puls. Pas de ballonnement, pas de vomissements ; toujours gaz par l'anus ; état général bon.

(1) Voir Hartmann et Morax. Note sur la péritonite aiguë généralisée aseptique *Annales de gynécologie*, Paris, 1894, t. I, p. 193.

Rien de particulier les jours suivants. La malade va bien et a spontanément une garde-robe le 14.

Le 18, la température monte à 38° le soir.

Le 19, après l'ablation des crins cutanés la température monte le soir à 39°.

La guérison se fait toutefois sans fièvre nouvelle et sans incident.

5 mai, la malade considérée comme guérie, a, le soir, un petit accès rappelant les accès intermittents (petits frissons, chaleurs, sueurs ; 38°,8). Il en est de même le 10 au matin.

Le 16 elle quitte l'hôpital en parfaite santé. La cicatrice, régulière, souple, sans éventration, mesure 14 centim. de long ; elle remonte d'un centim. et demi au-dessus de l'ombilic et s'arrête à 2 centim. du pubis.

L'examen du sang, fait à diverses reprises par notre ami le Dr Vaquez, chef de clinique du professeur Potain, a donné les résultats suvants :

23 avril. — Hémochrom de Malassez (chiffre normal 120) = 45.

Hématies = 1,420,000.

Leucocytes = 1 pour 125.

A l'auscultation, souffle jugulaire léger à tonalité basse. Souffle léger systolique à la base.

6 mai. — Hémochrom. = 72.

Hématies = 2,150,000.

Leucocytes = 1 pour 215.

17 juin. — Hémochrom. = 87.

Hématies = 2,950,000.

Leucocytes = 1 pour 175.

L'augmentation du nombre des leucocytes est peut-être en rapport avec ce fait que la malade vient d'avoir un abcès tardif de la paroi abdominale.

16 août. La malade est en parfaite santé, aucun trouble fonctionnel, pas d'épistaxis ; pas d'hypertrophie ganglionnaire, pas de développement du corps thyroïde. Les premières règles, venues depuis l'opération, sont apparues le 9 juillet et ont duré 3 jours au lieu de 5 à 6 qui étaient leur durée habituelle. Les règles suivantes venues le 12 août ont duré 2 jours. Poids : 55 kilog. 500 gr. (avant l'opération elle pesait 52 kil., après l'opération 46).

Le 20. Élimination spontanée d'un fil de la suture aponévrotique. Fermeture immédiate de la petite fistulette.

13 février 1894. Va toujours très bien, a notablement engraissé ; les traits se sont un peu épaissis. Très légère éventration. Poids : 59 kilogr.

12 mai 1894. Poids : 59 kilogr.

Hemochrom de Malassez = 110

Hématies : 4,200,000

Leucocytes = 1 pour 182. (Vaquez.)

Obs. 39. (inédite). — *Rate hypertrophiée. Splénectomie. Guérison,* par Henri Hartmann, chirurgien des hôpitaux. — A. T.., femme V., âgée de 40 ans, entre le 2 avril 1894 dans le service de notre maître, le professeur

Terrier, que nous avions l'honneur de suppléer à l'hôpital Bichat, salle Chassaignac, lit n° 29 *bis*. Son père est bien portant, âgé de 68 ans, sa mère est morte à 50 ans subitement, d'un anévrysme (?).

Elle-même a toujours joui d'une bonne santé, à part une varioloïde en 1870. Elle n'a jamais eu d'accidents paludéens.

Elle a été réglée à 15 ans, régulièrement, les règles duraient cinq à six ours ; pas de pertes blanches. Mariée à 19, elle a fait une fausse couche de six semaines à 23 ans, et une deuxième de même de six semaines à 26. A 31 ans elle est accouchée d'un enfant à terme. En novembre, décembre et janvier les règles ont manqué ; elles sont venues le 2 février et le 2 mars.

Les premiers accidents de la maladie actuelle remontent à deux ans. A cette époque elle a commencé à maigrir; les digestions étaient difficiles, après les repas survenaient du gonflement épigastrique et des renvois gazeux sentant l'œuf pourri. Elle ne vomissait cependant pas ; les selles étaient régulières et les mictions normales. Vers la même époque elle remarqua entre l'hypocondre et la fosse iliaque gauche la présence d'une tumeur qui la gênait, surtout lorsqu'elle mettait un corset, si bien qu'elle dut abandonner le port de celui-ci.

Ces divers troubles persistent sans grande modification, sauf un accroissement léger de la tumeur, lorsqu'elle fut prise il y a quinze jours d'accidents aigus de péritonisme, ballonnement du ventre, vomissements répétés qui durèrent quelques jours et l'obligèrent à s'aliter. Depuis ce moment elle est retombée dans l'état antérieur, souffrant de sa tumeur, de troubles digestifs et d'une céphalée frontale assez intense pour gêner son sommeil.

Etat actuel.— Dans la fosse iliaque gauche, remontant jusqu'à trois travers de doigt du rebord costal, on trouve une tumeur qui, en dedans, arrive jusqu'à l'ombilic, qui, en dehors, reste à un doigt de la crête iliaque; cette tumeur, allongée verticalement, est lisse, régulière, rénitente. Elle présente un bord intense tranchant et un bord externe plus arrondi et mousse. Elle est mobile transversalement d'une fosse iliaque à l'autre. On peut la faire pivoter sur son axe. Il est facile de reconnaître que sa forme rappelle celle de la rate. Sur son bord interne et antérieur on trouve une incisure assez profonde.

Cette tumeur est mate et indolente au palper.

Pas de matité splénique dans l'hypocondre.

Le foie paraît normal et ne dépasse pas le rebord des fausses côtes. Il existe un léger degré d'éventration sus et sous-ombilicale; d'une manière générale, la paroi abdominale est amincie et flasque, il existe un léger abaissement du rein droit, dont on sent facilement l'extrémité inférieure.

Au toucher vaginal le col regarde un peu en arrière, le corps est en antéversion. Dans le cul-de-sac latéral gauche, le doigt atteint facilement la tumeur qui est indépendante de l'utérus.

Dans le décubitus latéral droit, la tumeur se déplace et vient dans la fosse iliaque droite; dans le décubitus latéral gauche elle pivote sur son grand axe de manière à présenter directement en avant son bord interne tranchant.

La malade étant placée sur le plan incliné, *dans la position élevée du bassin*, on voit la tumeur émerger du bassin et se porter dans l'hypocondre gauche. On retrouve alors une matité splénique, qui, sur la ligne axillaire antérieure, mesure 20 centim., commençant à 5 centim. au-dessous du niveau du mamelon et descendant jusqu'au niveau de l'ombilic. Au palper on se trouve dans les conditions d'examen d'une rate en place augmentée de volume, bien limitée inférieurement, présentant sur son bord antéro-interne, à 7 centim. environ de son extrémité inférieure, une incision manifeste.

8 avril 1894. Cœliotomie par M. Hartmann, aidé de M. Jourdan, interne du service. Anesthésie par M. Bourbon.

L'incision est faite sus et sous-ombilicale. Une compresse stérilisée étant placée sur l'intestin, la rate est amenée doucement sur la compresse pendant qu'un aide soulève avec un rétracteur la lèvre gauche de l'incision de manière à éviter tout froissement de l'organe.

Nous l'attirons doucement, progressivement, par son extrémité inférieure d'abord, puis par son bord antérieur. Il n'y a aucune adhérence de l'organe. Lorsque nous l'avons entièrement amené à l'extérieur nous plaçons entre lui et la lèvre gauche de l'incision une deuxième compresse stérilisée.

Le pédicule est lamelliforme. Après ligature isolée de l'artère splénique, ce pédicule est lié par une chaîne de 3 fils entre-croisés, le plus inférieur de ces fils étant repassé autour du tout pour faire une ligature en masse. Puis une pince longue étant placée immédiatement contre la rate, pour éviter qu'au moment de la section il y ait inondation du champ opératoire par le sang splénique, nous coupons le pédicule, celui-ci est gros ; il a le volume de 5 doigts réunis ; nous le touchons avec le thermocautère et le réduisons.

Suture en capitons du péritoine et de la paroi musculo-aponévrotique. Surjet sur l'aponévrose. Suture de la peau au crin.

La rate enlevée présente à la partie inférieure de sa face convexe un épaississement localisé de la capsule sous forme d'une plaque grisâtre mesurant 2 à 3 centim. Sur son bord antérieur on voit une incisure assez marquée, sur son bord postérieur 4 petites incisures.

A la coupe elle présente une induration scléreuse manifeste.

Son poids est de 610 gr., une fois vide de sang elle ne pèse plus que 505 gr.

La guérison se fait sans incident. Le deuxième jour la malade rend des gaz ; le huitième nous enlevons les crins profonds ; le douzième les crins superficiels.

Le vingt-troisième jour, 30 avril, la malade qui se lève depuis deux jours a un accès de fièvre, 39°,8 et quelques signes de congestion pulmonaire à la base droite. Ces signes disparaissent dès le lendemain à la suite de l'application de ventouses sèches et la malade depuis ce moment va très bien.

Elle quitte l'hôpital le 10 mai. La cicatrice, longue de 12 centim., est à cheval sur l'ombilic, régulière et sans éventration. Au palper on sent le moignon splénique sous forme d'une petite induration, immédiatement au-dessous du rebord costal en un point correspondant à deux doigts au-dessus de l'ombilic.

Le 6 juin, nous revoyons la malade qui va très bien et pèse 43 kilogr.

L'examen du sang a été fait à diverses reprises par notre collègue et ami le Dr Vaquez.

Le 7 avril, la veille de la splénectomie on trouvait :

Hémoglobine = 108
Hématies = 4,850,000
Leucocytes = 1 p. 150

Le 9, lendemain de la splénectomie :

Hémoglobine = 90
Hématies = 4,400,000
Leucocytes = 1 p. 137

Le 15. Hémoglobine = 100
Hématies = 4,700,000
Leucocytes = 1 p. 120

Le 29. Hémoglobine = 95
Hématies = 4,280,000
Leucocytes = 85

C'est dans la nuit suivante qu'est survenue la poussée congestive pulmonaire, dont l'évolution était probablement en rapport avec l'augmentation considérable des leucocytes constatée ; car huit jours plus tard on trouve :

Le 6 mai. Hémoglobine = 100
Hématies = 3,620,000
Leucocytes = 1 p. 225

Le 20. Hémoglobine = 105
Hématies = 3,630,000
Leucocytes = 1 p. 200

DEUXIÈME PARTIE

Rates ectopiques non opérées.

A. — Rates ectopiques diagnostiquées pendant la vie

Obs. 1. — *Fièvre intermittente rebelle déterminée par un déplacement en bas de la rate.* Cas de Piorry. (*Gaz. des hôpitaux*, Paris 1845, p. 129, 291.) — Au n° 20 de la salle Sainte-Geneviève est couchée une femme de 34 ans, journalière. A habité près Mézières à une demi-lieue de la Meuse. A l'âge de 12 ans, elle fut atteinte de fièvre intermittente dont les accès étaient très répétés et bien caractérisés. Mariée à 20 ans, elle alla habiter le Midi sur le conseil du médecin, ne pouvant guérir sa fièvre par l'emploi de la quinine. Là les accès de fièvre devinrent plus rares, mais elle n'en fut pas complètement débarrassée.

Depuis 2 ans et demi elle habite Paris. Elle est entrée à l'hôpital pour cette même maladie, qui n'a fait que s'aggraver.

A la première vue elle présente une teinte légèrement splénique. L'examen de l'abdomen a révélé une circonstance des plus curieuses. On a trouvé la rate déplacée, très mobile et occupant la partie supérieure de la fosse iliaque gauche. Par une pression méthodique et modérée exercée de haut en bas avec la main on peut la réduire et la ramener au-dessous des côtes.

Si dans cette position on cherche à déterminer ses dimensions par la percussion plessimétrique on constate qu'elle est à peine plus grosse que dans l'état normal.

Ce déplacement sans hypertrophie de la rate et cette fièvre d'accès durant depuis 22 ans ne semblent-ils pas démontrer que c'est ce tiraillement des plexus spléniques qui cause dans ce cas les accès ? C'est une raison de plus pour reconnaître qu'il y a entre les souffrances spléniques et la fièvre intermittente un rapport de cause à effet.

Pour en revenir à notre malade, nous la traiterons par le sulfate de quinine, quoique nous n'espérions guère réussir par ce moyen. Nous comptons beaucoup plus sur l'influence des moyens mécaniques tendant à maintenir la rate réduite. Une contre-épreuve est d'ailleurs nécessaire, car si l'on échoue dans ce cas, par le sulfate de quinine, et que l'on réussisse par un bandage contentif, la question sera à jamais résolue ; ajoutons qu'une circonstance qui s'est constamment reproduite pendant chacune des grossesses de cette femme, nous autorise à compter sur le succès de ces moyens mécaniques ; elle n'a jamais eu d'accès dans l'état de gestation, ce qui doit évidemment être attribué à ce que, par suite du développement de l'utérus, la rate était repoussée en haut et ramenée dans sa situation normale. Par un interrogatoire long et méthodique, on apprit que pendant chacune de ses grossesses, cette femme n'a jamais eu d'accès et cela par suite, sans aucun doute, du développement de l'utérus, qui reportait la rate en haut et la plaçait à peu près dans sa situation normale. Cette circonstance venant confirmer le diagnostic de M. Piorry, était bien de nature à encourager dans l'idée de mettre tout de suite en usage les moyens mécaniques ; mais on préféra temporiser un peu ; et afin qu'il ne restât plus le moindre doute dans les esprits, on commença par administrer le sulfate de quinine, qui fut porté même à des doses assez fortes.

Voici ce qui advint : la rate diminua sensiblement, ce qui prouve, pour le noter en passant, que le sulfate de quinine diminue le volume de la rate même à l'état normal. La malade fut en outre, quelques jours sans avoir d'accès. Mais l'explication de cette suppression momentanée des accès est facile à donner, sans qu'il soit nécessaire de faire intervenir l'influence du sulfate de quinine. C'est que la malade resta couchée pendant tout ce temps, et que les plexus spléniques n'étaient point, par conséquent tiraillés, comme ils l'étaient habituellement dans la station verticale. En effet, c'était si bien là la cause réelle de cette cessation des accès, que du moment où la malade se leva, à peine fut-elle descendue dans les cours de l'hôpital, qu'elle fut prise d'un violent accès qui se répéta les jours suivants. L'expérience était concluante. Cependant on ne voulut pas s'en tenir là ; on la renouvela plusieurs fois, et toujours on obtint le même résultat.

Une autre remarque fut faite. A chaque tentative de marche, des souffrances vives étaient ressenties dans le point occupé par la rate, et celle-ci grossissait en même temps qu'il y avait un accès, ce qui pourrait faire croire, à tort, que chaque accès, dans la fièvre intermittente, fait grossir la rate. Il n'en est rien ; ce n'est ici qu'une exception apparente. Ce n'est point l'accès, dans ce cas non plus, mais bien la douleur qui faisait grossir la rate, douleur qui y amène la congestion. Voici l'ordre des phénomènes : tiraillement du plexus splénique, douleur, congestion de la rate, et enfin l'accès de fièvre. Après l'application d'un bandage, la malade se trouva de suite soulagée et demanda à sortir. On la retint cependant quelques jours encore à l'hôpital, et on l'engagea à marcher chaque jour. Elle n'eut plus un seul accès.

Nous l'avons revue depuis ; elle nous disait encore dernièrement, que ses accès n'avaient plus reparu depuis qu'elle porte ce bandage, et cependant elle exerce un état fort pénible : elle est journalière.

Obs. 2. — Cas de Dietl (in Kuchenmeister). — Jeune fille de 10 ans, fit il y a 2 ans une chute sur l'abdomen, fut atteinte d'une fièvre tierce qui dura six semaines.

Elle tomba récemment, de nouveau, dans un escalier sur le côté droit et souffrit à la suite de son accident d'un accès de fièvre intermittente quotidienne qui après trois accès réguliers guérit sans arsenic.

Examen dans le décubitus dorsal, couchée : Développement sphérique du ventre au-dessous de l'ombilic, dans lequel on distingue nettement deux parties séparées par un sillon transversal (estomac et côlon, reste de l'intestin). La moitié longitudinale gauche du ventre est plus large et plus saillante que la droite.

Dans le décubitus latéral droit, le corps tourné d'un quart de rotation sur axe longitudinal : moitié gauche de l'abdomen très proéminente ; l'épigastre déprimé est rempli par une tumeur dure, facilement appréciable au toucher. Dans la moitié droite, encore plus saillante, se trouvent les intestins, comme le démontrent la palpation et la percussion. Dans le décubitus latéral gauche : la tumeur se déplace et la partie droite de l'abdomen s'affaisse.

Dans la position debout, l'abdomen est très tendu, pointe fortement en avant, sphérique surtout à partir du nombril en raison de la descente d'une tumeur dure envahissant plus le flanc gauche que le droit.

En faisant alors coucher la malade, la tumeur gagne progressivement le flanc gauche. Au bout de quelque temps, surtout en position dorso-sacrée élevée, on sent sous le rebord des fausses côtes gauches une tumeur qui, dès que la main a atteint son extrémité supérieure, fait saillie en avant avec grande facilité et peut être déplacée en n'importe quel point de l'abdomen ; elle peut même être repoussée dans l'hypocondre droit sous le foie et se laisse suivant différentes directions retourner sur son axe longitudinal.

On ne peut faire tourner la tumeur selon son axe transversal de façon à renverser la position des extrémités. Renverse-t-on la tumeur selon son axe longitudinal, la partie correspondante de l'abdomen s'aplatit, sa paroi se relâche, se ride et le ventre perd sa forme saillante et sphérique.

La tumeur rappelle complètement la forme de la rate. Elle mesure 7 centimètres et demi de long, 5 centimètres et demi de large et 1 centimètre et demi d'épaisseur. La percussion donne à son niveau un son mat. Quelle que soit la position que la tumeur prenne ou qu'on lui donne, elle a une tendance naturelle à reprendre sa place normale, c'est-à-dire sous les fausses côtes gauches. Dans la position horizontale elle se replace sous la onzième côte.

Elle conserve la situation qu'on lui donne qu'autant qu'on la renverse suivant son axe longitudinal et qu'on détermine par suite une dépression de la paroi abdominale.

L'estomac vide mesure 7 centimètres de long, 4 centimètres et demi de large, profondément situé, il suit tous les mouvements de la tumeur. Le diamètre transversal du foie s'étend jusqu'au delà du rebord des fausses côtes gauches.

Appétit et selles normaux.

La tumeur étant dans sa position la plus profonde, la pointe du cœur bat entre la quatrième et cinquième côte. En la repoussant dans le côté gauche, le choc cardiaque se perçoit à la cinquième et sixième. Pouls radial 85, petit, plus faible à gauche, filiforme comme dans les tumeurs spléniques. Poumons normaux. La marche forcée donne une douleur sourde dans le côté gauche. La rate devient sensible quand on la manipule ou qu'on la déplace par trop.

Traitement. — Alimentation riche. Position dorso-sacrée élevée. 5 grammes de quinine par jour. En neuf jours, la tumeur se réduisit aux dimensions suivantes : longueur, 5 centimètres; largeur, 4 centimètres et demi. La malade fut abandonnée en cette situation.

La paroi présentait alors des vergetures.

L'auteur conclut qu'il s'agissait d'une hypertrophie chronique de la rate en ectopie, où la splénite reconnaissait plutôt l'action traumatique que la malaria.

Obs. 3. — Cas de Dietl (in Kuchenmeister). — Femme de 35 ans, assez forte, d'aspect cachectique, se plaignant de lourdeur dans la moitié gauche du ventre, de douleurs tiraillantes dans l'extrémité inférieure gauche, de troubles digestifs et d'humeur très mauvaise. Règles abondantes. Dans le décubitus latéral droit, la malade sentait remonter un corps lourd. L'examen dans le décubitus horizontal permettait de reconnaître une tumeur mate à la percussion, peu mobile, dure, oblongue, dépassant la ligne médiane et s'élevant vers l'hypocondre gauche. Comme la tumeur semblait avoir des connexions avec le petit bassin et qu'entre elle et le côté gauche il y avait un espace sonore, Dietl pensa à une tumeur de l'ovaire et appliqua des résolutifs. Au bout de trois mois la malade parut aggravée.

L'examen vaginal fit reconnaître l'indépendance de la tumeur d'avec les organes du bassin, et il ne pouvait plus s'agir que d'une rate ectopique. Elle mesurait 12 centimètres de long, 7 centimètres de large, 2 centimètres et demi d'épaisseur, mobile en tous sens. Décubitus dorsal, quinine et bandage améliorèrent la malade.

Obs. 4. — Cas de Dietl (in Kuchenmeister). — Femme de 36 ans, multipare; croyait depuis plus de six mois être enceinte et craignait ne pouvoir accoucher quoiqu'ayant des douleurs trop fréquentes. Jambes presque paralysées. La rate augmentée de trois ou quatre fois de volume. Transversalement placée dans le grand bassin et fixée fortement probablement par les adhérences.

Réduction impossible.

Obs. 5. — Cas de Dietl (in Kuchenmeister). — Femme de 26 ans, bien bâtie; très amaigrie ayant des crises nerveuses. Rate profondément engagée dans le grand bassin, 11-12 centim. de long., 6-7 de large, en position horizontale mobile en tous sens, tournant sur ses axes, si bien que la face interne irrégulière avec ses vaisseaux allongés était très appréciable au toucher.

Abdomen jusqu'au nombril sphérique assez saillant, région splénique sonore. Utérus un peu en rétroflexion, d'ailleurs en position normale. Règles peu abondantes. Selles rares, constipation, sentiment de tension abdominale, grande faiblesse dans les jambes. La malade avait eu la fièvre intermittente pendant quatorze ans. La tumeur n'était apparue que depuis cinq ans et n'avait été remarquée qu'après sa première couche. Depuis elle avait été enceinte trois fois et fait deux fausses couches. De temps en temps encore quelques accès de fièvre irréguliers.

Obs. 6. — Cas de Rezek. Therapie der Wandernden Milz. *Wien. med. Wochensch.*, 1856, nº 27. — Appelé les premiers jours de juin pour venir en aide à une femme soi-disant en couches, je trouvai une femme anémique, alitée, à la voix voilée, se plaignant de dyspnée, nausées, douleur au cœur et à la région ombilicale.

L'abdomen depuis la symphyse jusqu'au-dessous de l'ombilic, présente une tuméfaction convexe, nettement limitée, au niveau des régions inguinales.

Ventre au-dessus de l'ombilic déprimé (aspect d'une éventration post-partum).

Au palper bimanuel, on sent une tumeur dure, lisse, non élastique; sur la face convexe en haut, elle présente dans le tiers gauche regardant en bas, un sillon dans lequel on peut mettre le doigt. L'extrémité droite de la tumeur présente la forme d'une calotte sphérique.

La malade se croyait enceinte, et on eût été excusable de penser à une grossesse extra-utérine.

Un examen *ad hoc* me fit rejeter bien vite cette hypothèse. Je songeai à une tumeur solide de l'utérus ou de l'ovaire, la partie vaginale de l'utérus était abaissée; flueurs blanches; l'examen par le vagin, le rectum, donnait du ballottement entre les doigts.

La tumeur était mobile dans tous les sens. Elle se laissait refouler dans l'hypocondre droit sous l'appendice xiphoïde et à gauche dans la région splénique.

La main pouvait facilement s'introduire entre la symphyse et la tumeur et reconnaître facilement son indépendance d'avec les organes du petit bassin.

Depuis cinq ans, la malade a souffert de fièvre intermittente. En janvier de l'année passée, elle fit une chute d'une échelle, et depuis, elle sentit la tumeur descendre dans le grand bassin.

La tumeur avait 10 centim. de long, 5 centim. de large et 2 centim. d'épais.

D'après le volume et la consistance, le poids devait être approximativement de 4 livres.

La position habituelle est en diagonale de telle sorte que son extrémité supérieure se trouve dans la région hépatique, et l'extrémité inférieure dans l'hypocondre gauche. Cette position correspond à la traction par les ligaments.

La surface convexe lisse de la rate regarde à droite; le bord antérieur épaissi appréciable à travers l'abdomen est facile à saisir; le bord postérieur dirigé vers la colonne est difficilement accessible.

La surface regardant à gauche n'est pas unie, on y reconnaît des enfoncements et des sillons.

Au niveau des ligaments, le stétoscope laisse entendre un souffle rythmique; ce souffle ne s'entendant pas au niveau de l'aorte, mais diminuant, en allant en bas et à gauche, il m'a paru devoir le localiser dans l'artère splénique. Au palper, pas de pulsations.

Percussion de la région splénique donne un son moins clair que le thorax dans l'étendue d'un plessimètre. Au-dessous, son tympanique.

Traitement au quinine. Repos.

Amélioration des symptômes subjectifs, douleurs, etc. La rate ne paraît pas diminuer.

Obs. 7. — Cas de Ullmann. (*Ungar. Zeitschr.*, VII, 35, 1856.) — Femme 29 ans; antérieurement bien portante. La tumeur se développa au cours d'une grossesse. La malade pendant une course ressentit tout d'un coup de la pesanteur et du tiraillement dans l'hypocondre gauche; quelques heures après elle remarqua une tumeur dans la moitié gauche de l'abdomen. Depuis elle éprouva des envies d'uriner plus fréquentes, sans miction douloureuse.

La tumeur apparaissait dans la station debout. Dans la position couchée, elle se trouvait dans le creux épigastrique ou l'hypocondre gauche. Dans la station debout prolongée, elle tombait jnsque dans la région iliaque gauche. Matité aux points où se trouvait la tumeur. A la palpation elle se présentait sous forme ovoïdale allongée.

La région lombaire gauche déprimée, la droite pleine. La malade, à son dire, aurait ressentit dans la région lombaire comme un craquement, un cassement de noix. A gauche la pression détermine une légère douleur. La tumeur au palper est également douloureuse dans toutes ses positions.

A la marche, elle éprouvait de la pesanteur dans l'hypogastre et du tiraillement le long du trajet des uretères, surtout à gauche.

Bandage soulageant la marche et la pollakiurie.

Obs. 8. — Cas de Virchow (in Kuchenmeister). — Femme de 20 ans. Tumeur prise pendant lengtemps pour une tumeur de l'ovaire et traitée comme telle. Virchow diagnostique une rate ectopique placée en travers sur le bassin.

La malade se plaignait, surtout en remuant beaucoup, de faiblesse, de fatigue et lassitude. Le soir elle avait des accès fébriles ; pas de fièvre intermittente. Point de causes connues. Tumeur indolente, dure, facile à palper et à limiter. s'étendant de l'épine iliaque antérieure supérieure droite, vers la gauche jusque sous le rebord des côtes. Le bord interne devenu supérieur, est en rapport avec les parois abdominales. La tumeur est mobile. A l'examen du sang, Virchow reconnut de la leucémie et diagnostiqua.

Hypertrophie leucémique de la rate.

Traitement. — Bandages. Toniques.

Obs. 9. — Cas de Helm et Klob. (*Wiener Wochenbl.*, 37, 1856) — Femme de 21 ans, ayant eu il y a deux ans une fièvre intermittente de plusieurs mois; maladive depuis, elle présenta des crises abdominales douloureuses de deux ou trois jours de durée, cédant aux calmants.

Le 7 mars, douleurs nouvelles très violentes dans la partie gauche du ventre, accompagnées de fièvre et de vomissements; cause de son entrée à l'hôpital :

violentes douleurs faciales. Respiration et parole difficiles et pénibles. Ventre assez développé. Entre les côtes et l'os iliaque on sent une tumeur dure, sensible à la moindre pression, de la grosseur d'une tête d'enfant, fortement appliquée à la paroi abdominale.

Vomissements persistants. Région splénique sonore. Mort le même soir dans des souffrances atroces.

AUTOPSIE. — Abdomen rempli de gaz et de sérosité épaisse, de couleur chocolat d'environ 18 livres. Le foie, repoussé en haut. La rate a la grosseur quadruple de son volume, dense, dure, de couleur ardoisée, capsule épaissie, ridée, reposant sur la face interne de l'os iliaque gauche. Le hile regardant en haut, suspendu à un pédicule formé par les vaisseaux spléniques, le tissu cellulaire ambiant, le pancréas et les ligaments pancréatico-spléniques.

La rate fait deux fois le tour sur son axe et le pancréas s'enroule en spirale sur le pédicule étreint par ce fait. Les veines sont gorgées. L'estomac se trouve dans l'hypocondre gauche, la grande courbure dirigée en haut et la face postérieure regardant en avant. La dernière portion du duodénum est comprimée par le pancréas contre les vertèbres et rétrécie de ce fait. L'estomac présente l'aspect d'un rouge brun sombre, gélatiniforme.

Dans le grand cul-de-sac, dégénérescence complète dans l'étendue d'une paume de main.

OBS. 10. — Cas de QUIQUEREZ, (*Oesterr. Zeitschr. für prakt. Heilk.*, IX, 52, 1863.) — A l'autopsie d'une femme de 43 ans, morte de néphrite, on trouvait une rate de 1 livre un cinquième, 8 centim. de long, 8 centim. de large, 8 centim. d'épaisseur. Elle logeait par sa convexité dans l'excavation de l'os iliaque gauche tandis que sa face concave regardait en dedans et en haut. L'organe était fixé en cette position par des adhérences ligamenteuses. Le tissu splénique renfermait des cristaux d'hématoïdine. L'artère splénique divisée en plusieurs ramifications était très dilatée dans toute sa longueur, sa lumière était remplie de caillots sanguins durs. Le ligament gastro-splénique long de 6 centimètres et demi était tordu (ainsi que les artères) plusieurs fois sur son axe. Le fond de l'estomac et le pancréas (externe gauche) étaient quelque peu tirés en bas.

Foie gras, dur et hypertrophié, son bord gauche se trouvait dans l'hypocondre gauche et remplissait la région splénique. Vraisemblablement le déplacement de la rate trouvait sa cause en ce que la rate était devenue une rate paludique et que le ligament gastro-splénique, rempli de tissus graisseux, s'était relâché. La torsion de la rate mobile est un phénomène constant de cette affection.

D'après Klob, elle est déterminée par le renversement de la rate en avant après la déchirure du ligament phréno-splénique. La thrombose résulte de la torsion et détermine la nécrose de la rate ainsi que le prouvent les cristaux d'hématoïdine.

Au lit du malade on soupçonna l'existence d'une rate mobile par les données de la percussion et de la palpation. La matité de l'hypocondre rendait cependant le diagnostic douteux.

Obs. 11. — Cas de Pirotaix. *Luxation de la rate.* (*Gazette des hôpitaux*, ann. 1874, p. 666.)

Mme X..., propriétaire, 35 ans, fait une chute de voiture et fut violemment projetée sur un monceau de pierres. En se relevant, douleur très vive à l'hypocondre gauche, suivie de nausées et impossibilité de redressement du tronc. Un médecin appelé constata une tumeur qu'il essaya de résoudre avec sangsues et onguent mercuriel double ; mais cette lésion essentiellement apyrétique ne diminua pas, les vomissements et douleur à la grande courbure stomacale persistèrent avec désespérante opiniâtreté.

On m'appela six semaines après l'accident. Je constatai, en effet, à la région iliaque, une tumeur longue de 15 centim., large de 9 centim. et placée verticalement. Elle est très mobile et facile à circonscrire. P., 80. T. normale.

Je reconnais la rate, je la refoule dans l'hypocondre où je la maintiens avec une serviette d'abord, et plus tard avec une ceinture hypogastrique.

La réduction opérée, le mieux est accusé et la malade ne sentant plus de douleur à la grande courbure, ni les envies incessantes de vomir, avale avec avidité un grand verre de malaga.

Les jours suivants, elle prend du café et des viandes grillées et peut sortir de son lit, ce qu'elle ne connaissait plus depuis longtemps déjà.

La percussion comparée, dit Sappey, de l'hypocondre gauche et de la région qu'occupe anormalement la rate, permettra à un médecin attentif d'en constater l'existence.

Ces paroles de l'anatomiste distingué méritent notre réflexion.

Obs. 12. — Cas de Kuchenmeister. (*Zeitschr. f. med. chir. und Geburtsh.* Leipzig, 1864, p. 323, 372 et 420.) — F. D..., 59 ans 9 mois. Se plaint de lourdeur dans le bas-ventre, de dyspnée facile, de marche pénible.

Poumons sains. Souffle au premier temps du cœur.

Le foie descend jusqu'à la région ombilicale. La région splénique est sonore et donne le son de l'intestin. En dessous des dernières fausses côtes, à gauche (décubitus latéral), il y a sonorité. Un et demi à deux pouces plus bas de ce point et plus en avant, on remarque quelque chose de dur occupant la moitié entière du côté gauche du bas-ventre qui déforme et bombe l'abdomen dans le décubitus dorsal. Elle présente en haut une extrémité épaisse, large, arrondie. Elle descend à gauche jusqu'à la branche horizontale du pubis gauche, se coude à droite, recouvre la vessie et s'étend jusqu'à l'origine de l'os iliaque du côté droit.

La région vésicale est sonore, la vessie étant vide. Elle se termine là par une extrémité plus large, plus mince que la supérieure. En examinant la tumeur du côté tourné vers la ligne blanche de haut en bas, on la croit posée sur son angle.

L'extrémité inférieure et postérieure qu'on ne peut saisir est en arrière. Le bord intérieur tourné normalement vers le diaphragme forme le bord supérieur et antérieur en rapport avec la paroi abdominale, comme dans le cas de Virchow. Le palper rend compte de ces détails et permet de reconnaître le hile.

On peut repousser la tumeur en haut jusque sous la rate en arrière, latéralement, d'arrière en avant vers l'ombilic sans déterminer de douleurs.

Pas de frottement; absence probable d'adhérences. Les dimensions n'ont été prises qu'en septembre, à la fin du traitement :

Longueur mesurée sur la convexité, d'une extrémité à l'autre, à 19 centim. de l'extrémité supérieure = 28 centim. Grande incisure correspondant au hile, la plus grande largeur : 14 centim. Épaisseur minimum : 2 centimètres trois quarts; maximum, 4 centimètres et demi, moins l'épaisseur de la peau.

Pouls radial gauche plus petit que le droit. Nombreux globules blancs au microscope. Pas de fièvre intermittente, ni traumatisme. 8 grossesses normales. Fièvre typhoïde. Phlegmasie consécutive, juin 1861, août, symptômes de péritonite circonscrite (présence de la tumeur diagnostiquée).

Septembre 1861. Érysipèle.

Janvier-avril 1862. Bronchite chronique. Accès d'asthme.

Octobre 1863. Catarrhe gastrique fébrile, au cours duquel il y a néphrite jusqu'en 1864. Guérison.

Diagnostic. — Rate mobile.

Traitement. — Bandage. Hydrothérapie. Amélioration.

La femme D..., bien portante jusqu'au commencement de novembre, fut atteinte, le 6 novembre, d'apoplexie cérébrale. Mort le 10.

AUTOPSIE. — Parois abdominales minces comme du papier, laissant apprécier les intestins. Extérieurement rien ne laissait plus reconnaître une rate mobile.

Ouverture : La rate tombée dans le bassin débordait le détroit supérieur de deux travers de doigt. On pouvait facilement, grâce à l'absence d'adhérences, la repousser de bas en haut en sa place normale, suivant son axe longitudinal, à travers un pont formé par une corde épiploïque adhérente à la partie gauche de l'abdomen, au niveau de la moitié. La rate placée en travers ne pouvait être repoussée que jusqu'au nombril, en raison d'un pont épiploïque.

La *rate* trilobée dont le lobe inférieur le plus grand mesurait en épaisseur 6 centim., largeur 14 centim. 5 et en long 22 centim., le lobe moyen 15 centim. de long et 14 centim. 5 de large.

Les lobes antérieur et inférieur étaient les plus petits. La rate pesait 2 livres et demie. Région splénique vide de rate normale ou supplémentaire.

La poche pour l'extrémité supérieure de la rate était admirablement conservée ainsi que le ligament phréno-splénique.

La place de la rate était comblée par le côlon transverse et en partie du côlon descendant.

Du ligament phrénico-colique vertical qui forme le nid de la rate, il en restait des traces dans un appareil ligamenteux partant du diaphragme et mesurait par places trois pouces de largeur. Ce tractus ainsi que le ligament gastro-splénique étaient facilement reconnaissables à l'œil par des bandes conjonctives, longitudinales.

Ils avaient suivi la rate dans sa chute et s'inséraient de ce fait sur le bord inférieur de la rate en large étendue.

La *rate* tournant sa face postérieure vers le pubis, sa face inférieure en haut vers le diaphragme qui regardait de ce fait le hile, avait entraîné l'estomac très bas et par suite l'avait très dilaté.

Le ligament gastro-splénique par suite était très large (trois à quatre pouces) sans déchirure.

Le tiraillement de l'estomac avait été limité grâce à une adhérence de l'épiploon à la rate, celui-ci enveloppait le lobe dirigé à droite et l'enlaçait fortement. De ce point partait une autre corde épiploïque formant un pont se dirigeant à gauche. L'extrémité supérieure de l'épiploon recouvrait librement la rate et allait jusque dans le petit bassin.

Les vaisseaux étaient très nombreux, perméables, de gros calibres, atteignant la grosseur d'un doigt.

Pancréas normal et pas abaissé avec le pédicule. Le foie s'étendait jusqu'à l'hypocondre gauche et la région splénique ; vésicule, huit calculs.

Rein gauche : Contient des concrétions calculeuses dans les calices (un calcul trois quarts de centimètre long et un quart de centimètre épais).

Cœur : Insuffisance mitrale (valvule lésée). Mort par apoplexie d'artère cardiaque.

La présence de la rate dans le petit bassin amenant la compression de l'artère et veine iliaques primitives et congestion de partie supérieure du corps a pu peut-être favoriser l'apoplexie ou la déterminer.

Du 20 septembre au 10 novembre la rate avait diminué de 6 centim. de longueur. En sept semaines la rate s'était abaissée de 11 centim., et avait pénétré dans le petit bassin, grâce à l'absence d'adhérences.

Obs. 13. — *Déplacement de la rate.* MM. Coomans et de Cnaep. (*Annales des sociétés d'Anvers*, 1869, p. 364.) — A. S..., ménagère, âgée de 40 ans, célibataire. A souffert souvent de la fièvre intermittente. Depuis plusieurs, années, elle aurait une hernie inguinale du côté droit ; mais les renseignements qu'elle fournit sont vagues, souvent contradictoires, et ne méritent guère de confiance.

Les selles ayant été depuis quelques jours rares et difficiles, elle ressent, le 15 mars 1869, une douleur forte vive, avec élancements dans la région de l'aine droite ; bientôt surviennent des nausées et des vomissements très liquides, jaunâtres, à odeur stercorale. Un médecin fait le taxis sur la prétendue hernie, et, au dire de la malade, réussit à la faire rentrer. Le lendemain, 6 mars, la malade est envoyée à l'hôpital. Une heure avant son arrivée, elle a encore eu un vomissement stercoral.

Voici son état lors de son entrée : les traits sont décomposés ; la bouche est sale et exhale une odeur fétide. Le pouls est faible et intermittent ; tout le corps est froid. Elle a le sentiment d'une faiblesse extrême et accuse une douleur vive dans la fosse iliaque. L'anneau inguinal dilaté est libre. Au niveau de la fosse iliaque droite on constate une tumeur dure, bien circonscrite, grosse comme le poing, si peu fixe qu'elle se meut avec la masse intestinale. La pression sur la tumeur n'augmente pas la douleur.

A l'aine, on découvre une petite tumeur élastique, peu mobile et qui passe pour un ganglion engorgé. Le ventre est ballonné ; on voit se dessiner le contour des intestins ; il y a douleur à la pression. On administre des boissons abondantes, onctions mercurielles belladonées, cataplasmes sur le ventre.

Le 17, la malade présente les mêmes symptômes, on continue le traitement précédemment indiqué, on fait en outre appliquer les sangsues sur la tumeur, calomel à l'intérieur, potions huileuses, lavements émollients et lavements d'infusion de tabac. La constipation se maintient opiniâtre.

Du 18 au 22, les vomissements fétides persistent. Fièvre modérée le matin, avec exacerbations dans la soirée. La tumeur iliaque persiste sans changer de caractère.

Le 22 on y applique un cautère au caustique de Vienne. L'exploration du fond du cautère ne fait rien découvrir qui puisse éclairer le diagnostic.

Du 23 au 30 mars, la malade n'ayant pas eu de selle malgré l'administration réitérée d'agents purgatifs et continuant à présenter des vomissements stercoraux, s'affaiblit considérablement ; la fièvre hectique achève de l'épuiser. La tumeur reste la même et, malgré bien des efforts, on ne parvint ni à reconnaître sa nature, ni à fixer son siège. La femme succombe le 4 avril.

Autopsie. — A l'ouverture du ventre, on constate des adhérences celluleuses lâches, unissant l'épiploon et les intestins entre eux. Dans beaucoup d'endroits, et surtout dans le voisinage du cæcum, des flocons de pus crémeux et épaissi sont déposés sur l'enveloppe séreuse. Dans la fosse iliaque droite, au niveau de la tumeur qui proéminait à l'extérieur, on remarque un corps arrondi du volume d'environ deux poings réunis, à surface lisse, d'aspect glandulaire, recouvert d'une enveloppe fibreuse. Des adhérences pseudo-membraneuses fixent le corps à la paroi abdominale en avant, et dans tout le reste de son pourtour aux intestins qui l'avoisinent. Les attaches sont assez fortes surtout à la face postérieure. L'incision fait apparaître le contenu, dans lequel on reconnaît la boue de la rate un peu plus molle qu'à l'état normal, et d'une coloration plus foncée, brune noirâtre. La forme aussi fait reconnaître l'organe. Mais son volume est au moins double de celui d'une rate ordinaire, ce qui trouve son explication dans les atteintes antérieures de fièvre intermittente et peut-être aussi dans la compression que subissent les veines spléniques. Celles-ci sont réunies avec l'artère dans un cordon assez épais se dirigeant obliquement entre les anses intestinales vers l'hypocondre gauche. Détachant la tumeur de la paroi abdominale, on constate, sur la face antérieure au niveau de l'orifice formé par le cautère, une ouverture dans l'enveloppe de l'organe à travers de laquelle apparaît le contenu de celui-ci. Du hile part le cordon déjà mentionné contenant les vaisseaux spléniques qu'on peut poursuivre jusque dans l'hypocondre gauche, où leurs troncs prennent leur origine normale. Ce cordon, de l'épaisseur du petit doigt, est plutôt relâché que tendu, il est contourné plusieurs fois sur lui-même.

Cette faible tension et la forte épaisseur du cordon prouvent que si la rate n'a pas toujours occupé l'endroit où on la trouve, le déplacement du moins dure depuis longtemps. L'estomac et presque tout l'intestin grêle jusque près du cæcum, contiennent une quantité considérable de liquide jaune, trouble, très fétide. L'intestin grêle est énormément distendu jusqu'à une distance assez rapprochée de son embouchure dans le gros intestin, il atteint un volume bien supérieur à ce dernier. En plusieurs endroits il présente une coloration noirâtre grise ardoisée, surtout vers la portion terminale où il passe derrière la rate Ayant déplacé celle-ci avant l'examen du tube intestinal, nous n'avons plus pu constater si par son enclavement dans le flanc droit, elle n'a pas exercé sur l'intestin passant derrière elle une compression assez forte pour empêcher le passage des matières ; toujours est-il que c'est à l'endroit correspondant que se termine cette forte dilatation et que se remarquent surtout ces adhérences du tissu cellulaire noirâtre.

Le gros intestin a conservé son volume normal. Le cæcum renferme encore quelques matières fécales assez consistantes contrastant fort avec le contenu très fluide de l'intestin grêle. L'anneau inguinal postérieur ne présente rien de particulier, on n'y découvre pas de traces d'une hernie qui aurait préexisté.

Obs. 14. — Divaris (*Journal de méd. et chir. pratiques*, 1878, t. 49, p. 259). — B..., 34 ans, bien portante et bien réglée. Mariée à 16 ans, sept enfants. Couches toujours normales. Après l'avant-dernière couche, chute complète de la matrice qui a duré tout le temps qu'elle n'a pas été enceinte et qui a regagné sa place pendant la grossesse pour ne plus reparaître. Dernière couche il y a deux ans.

Depuis, elle souffre de fièvre intermittente récidivant de temps en temps, peut-être parce qu'elle n'a jamais été soumise à un traitement assidu et rationnel.

Actuellement, elle se plaint d'une faiblesse générale, de palpitations, de constipation alternant avec de la diarrhée, d'une espèce de pesanteur dans l'abdomen, d'un besoin fréquent d'uriner, etc., qu'elle attribue à une nouvelle grossesse. Les règles ont cessé depuis deux mois.

La constitution de cette femme est médiocre, elle est fort pâle. Son abdomen fait une saillie anormale dans sa partie inférieure.

A la palpation de l'abdomen, on saisit une tumeur lisse, élastique, indolente, glissant sur la paroi abdominale avec une telle rapidité qu'il est difficile au premier abord de la fixer. Elle a la forme d'un croissant dont la concavité est dirigée en haut et la convexité, en bas; longueur : 18 centimètres, largeur : 12 centimètres.

En promenant fortement cette tumeur sous la paroi, on voit qu'elle s'arrête à droite en dessous du foie qui l'empêche de monter plus haut, chose qui n'arrive pas lorsque l'on pousse la tumeur du côté gauche; alors elle se cache presque tout entière sous les côtes sans rencontrer aucune résistance et, chose remarquable, se sent alors mieux à son aise. Elle respire, selon son expression.

Par l'auscultation, on perçoit les battements du cœur un peu plus forts que dans l'état normal, plus fréquents et au premier temps un bruit de souffle à la base et propagé aux carotides. Matité splénique normale manque, elle est remplacée par une sonorité anormale. A la partie inférieure de l'abdomen où gît la tumeur quand le malade est debout, la percussion produit une matité entre une ligne étendue de l'une à l'autre épine iliaque et l'arcade pubienne en bas.

Antécédents de la malade. — Neuf couches jusqu'à 30 ans, chute de la matrice, fièvre intermittente, faiblesse générale, relâchement des tissus, augmentation du poids de la rate, absence complète de la matité splénique.

La consistance, et surtout la forme de la tumeur en question, fait qu'on peut la placer sous les côtes de la partie gauche du thorax. Le bien-être de la malade et les signes négatifs de tout autre tumeur, indiquent que c'est la rate qui, par disposition acquise ou innée, cédant à son propre poids a quitté sa place pour occuper le bassin.

OBS. 15. — *Sopra un caso di distopia della milza.* Dr BERNABEI. *Imparziale*, Firenze, 1879, 1225, 149. — Clémentine T..., 46 ans. Entre à l'hôpital le 25 juin 1877, atteinte de catarrhe bronchique et d'une tumeur abdominale.

Réglée à 13 ans, règles précédées de douleur à l'épigastre et à l'hypocondre gauche. Mariée à 18 ans.

En 26 ans de mariage: 10 enfants.

En 1875, elle est atteinte de malaria. Elle guérit au bout de cinq mois. Pesanteur à l'épigastre surtout après l'ingestion d'aliments. Sensation pénible dans l'hypocondre gauche. Distension de tout le ventre avec augmentation temporaire de volume.

En 1876, nouvelle attaque de malaria.

Le ventre augmente de façon à simuler celui d'une femme enceinte. Sensation de l'hypocondre plus vive au moment de l'accès de fièvre.

En octobre 1876, après la guérison de son affection malarique, elle s'aperçut d'une tumeur dure, dans le côté gauche de l'abdomen, accompagnée de sensations pénibles dans l'hypocondre gauche.

Examen. — Asymétrie de l'abdomen, augmentation de volume de la moitié gauche, marquée surtout dans l'expiration. Parois très flasques à droite, mais non à gauche où il y a un gros corps ovalaire, déprimé d'avant en arrière, à grand axe oblique de haut en bas. Extrémités arrondies, la supérieure à l'arc costal, l'inférieure au pubis.

Le bord antéro-interne se sent seul distinctement plutôt tranchant; interrompu dans son tiers supérieur par une incisure transversale.

Absence de matité dans la région splénique.

Foie augmenté de volume.

Diagnostic : Rate hypertrophiée et ectopiée.

Tumeur très mobile pouvant être prise dans toutes les positions.

On refoule la tumeur vers l'hypocondre gauche jusqu'à rendre son extrémité inférieure tangente au rebord costal. Ce mouvement d'ascension est un peu douloureux. On la fait mouvoir dans le bassin de telle sorte qu'elle se place horizontalement par sa face antérieure tandis que la face postérieure regarde en haut. De cette position, on la remet dans la verticale en soulevant l'une ou l'autre extrémité tandis qu'on fixe l'extrémité opposée. Après ces manœuvres la tumeur a repris sa forme originelle.

Avec les mouvements de la malade, la tumeur se déplace suivant les lois de la pesanteur.

Obs. 16. — *Rate mobile.* Botkin (*Wratch*, 1893, p. 683). — Femme 41 ans, malade depuis 22 ans, plus souffrante depuis dix ans, bien portante pendant la grossesse.

A l'examen on n'a pas trouvé la matité splénique ; au palper : tumeur au niveau de l'ombilic sur la ligne mamelonnaire gauche, de forme allongée, de consistance dure.

On a hésité entre la rate ou le rein mobiles. Un examen plus attentif a permis de constater qu'il s'agissait d'une rate (variation de volume de la tumeur dépendant des impressions psychiques et de la prise des repas. Douleur de la tumeur au moment des repas). Diminution de la tumeur sous l'action de la faradisation ; le lendemain de cette expérience, rate trois fois plus grosse que la veille. Sans coliques de caractère néphrétique.

Changement de volume de la rate en rapport avec les fonctions génitales.

Conclusion. — La malade portera un bandage, toutefois, on n'excluera pas l'idée de la splénectomie.

Obs. 17. — Cas d'Engel (I) « Zur Kasuistik der Wandermilz » (*Centr. für Gynäk.*, 1886, n° 5). — Thérèse S..., 18 ans, primipare, reçue dans les derniers temps de sa grossesse à la Maternité.

La malade amaigrie se plaignait de tiraillements, de poids, compression douloureuse dans le flanc gauche.

Souvent indisposée dans le cours de sa grossesse, le sensorium était très altéré. Le travail habituel était pénible et le plus souvent très fatigant.

Il y a quelques années, elle eut des accès de fièvre intermittente. Réglée à 16 ans, règles irrégulières, elle ne se crut enceinte qu'au moment des mouvements actifs, car elle avait déjà antérieurement, dans le ventre, une tumeur dure et douloureuse.

Les pieds au début étaient œdématiés.

Tour du ventre, 93 centim., présentation occipitale, position première gauche ; à 12 centim. au-dessous des fausses côtes, la percussion donne de la matité ; à ce niveau le bord inférieur de la rate est appréciable jusqu'à la ligne ombilicale.

La pression de la rate éveille des douleurs sourdes. L'accouchement dura 14 heures trois quarts.

Le bord inférieur de la rate descendit jusqu'à l'os iliaque gauche, si bien que l'éloignement de ce bord inférieur était distant de la neuvième côte de 12 centim. et gênait la main droite pour faire le tour de l'utérus.

Le bord supérieur de la rate descendit à 6 centim. au-dessous des côtes et pouvait être nettement apprécié.

Dimensions de la tumeur : Longueur, 15 centim. ; largeur 17.

Deuxième jour après l'accouchement : Fièvre, utérus douloureux.

Quatrième, pas de fièvre.

Cinquième. T. 39°,1.

Traitement : vins toniq. Quinine.

A la sortie, rétraction de l'utérus, rate au surplus petite, se laissant facilement déplacer vers la gauche et vers la droite ; peu sensible à la pression.

La rate repoussée par l'uterus gravide n'a pas semblé avoir d'influence sur l'évolution de la grossesse.

Obs. 18. — Cas d'Engel (II) « Zur Kasuistik der Wandermilz (*Cent. für Gynäk.*, 1886, n° 5). — H. A., femme de 28 ans, assez bien constituée, mariée depuis neuf ans. Cinq accouchements.

Au cours de la quatrième grossesse elle remarque une tumeur mobile dans l'hypogastre qui au début était devant l'utérus et faisait saillir la région ombilicale comme dans une hernie ; la tumeur était donc facile à apprécier. Plus tard elle fut repoussée plus haut et dans les derniers temps elle ne savait plus où elle était filée.

Après l'accouchement, réapparition dans l'abdomen en bas à droite. Pendant la cinquième grossesse même remarque.

Actuellement elle se plaint de contracture et crampes intenses, de douleurs tiraillantes, et désire être débarrassée de cette tumeur diagnostiquée par un médecin : Rein mobile.

Examen. — Abdomen flasque dans l'hypocondre droit. Tumeur lisse, mobile ayant la forme exacte de la rate, dont le bord supérieur peut être soulevé en dehors et où je sens une incisure.

De même sur le bord inférieur, il y a une incisure plus petite.

Diamètre vertical = 8 centim. Largeur 11 centim.

L'abaissement de la tumeur détermine des tiraillements douloureux ; en la soulevant jusqu'au niveau de l'ombilic elle se replace d'elle-même dans la partie gauche de l'abdomen pour retomber en sa place première dès qu'on l'abandonne. La région splénique est sonore. La malade ne se souvient pas d'avoir eu la fièvre intermittente ; elle est de Maros Bogas ; réglée à 15 ans, irrégulièrement.

Traitement : Quinine et préparations ferrugineuses. Amélioration de la femme qui cessa pour cela le traitement.

Diagnostic facile : Flacidité abdominale. Appréciation facile de la rate. Absence de matité splénique.

Obs. 19. — Cas d'Engel (III) « Zur Kasuistik der Wandermilz » (*Centr. für Gynäk.*, 1886, n° 5). — Johanna W..., 32 ans, de Maros-Portus, habitant une maison humide sans toit ni plancher, n'a pas eu ses règles depuis seize mois, souffre depuis quatorze mois, présente de grandes souffrances et se croit enceinte.

Examen rapide, difficile en raison du lieu. Malade amaigrie. Seins petits; pas de colostrum. Ventre développé, tendu; tumeur rappelant une grossesse de six mois. Assez douloureux à la pression et au toucher; culs-de-sac antérieur et postérieur remplis par une tumeur résistante; le col dirigé en avant est long de 2 centim. et admet la moitié de la première phalange. Je soupçonne un avortement. Après quelques jours, disparition des phénomènes. La malade reprend son travail.

Nouvel examen. — Jusqu'à 18 ans, elle avait souvent souffert de fièvres. Réglée à 16, irrégulièrement. Depuis sa dernière grossesse elle fut souvent souffrante, surtout depuis quatorze mois. Il y a dix mois elle glissa dans un escalier, tomba et ressentit de grandes douleurs dans le ventre et dut longtemps garder le lit. Elle accuse de la pesanteur dans l'hypogastre; œdème des pieds, ventre développé. Plus tard, disparition des symptômes, et comme elle se croyait enceinte, d'autant plus qu'elle avait, comme à la première grossesse, de l'envie fréquente d'uriner.

Tour du ventre au niveau de l'ombilic: 88 centim. Estomac, foie à leur place. Matité splénique manque. Au-dessus de l'ombilic on sent une tumeur lisse, saillante, douloureuse à la pression, largeur 21 centim. Au bord supérieur se trouve une incisure. Le bord inférieur s'enfonce dans le petit bassin, non appréciable. Le col est fermé, regarde en avant. Le cul-de-sac antérieur est rempli par la tumeur résistante qu'on peut soulever et repousser hors du bassin. Alors on sent le bord inférieur par le palper abdominal. Longueur de la tumeur, 13 centim. Le cul-de-sac postérieur est rempli par l'utérus retroversé.

Traitement tous les deux jours : Quinine, bonne nourriture. Amélioration, disparition des douleurs, diminution de la rate.

Obs. 20. — Cas de Felici. *Un caso di Milza mobile in un uoma. Raccoglitore medico*, Forli 1889, § 5, vol. VIII, p. 221-225. — Tout l'intérêt de cette observation est dans son extrême rareté. Si la rate mobile est une anomalie très rare chez la femme, elle l'est encore davantage chez l'homme, si rare que beaucoup de pathologistes, entre autres Birsch-Hirschfeld dans son traité d'anatomie pathologique affirme que cette anomalie n'existe pas dans le sexe masculin. Voici l'observation :

A. G..., 52 ans, laboureur, jamais malade jusques il y a quatre ans. En automne 1883, il allait comme d'habitude à la chasse dans la vallée et il y contracta une grave maladie malarique qui fut soignée pendant quelques mois avec sels de quinine variés et liqueur de Fowler. Peu après le début de la maladie, il commençait à sentir des douleurs au niveau de la rate, laquelle à ce qu'il dit, avait beaucoup augmenté de volume. Le médecin traitant lui fit à ce niveau des injections hypodermiques. A la suite de ce traitement les douleurs diminuèrent un peu d'intensité sans toutefois cesser complétement. Les douleurs spléniques, même après la disparition de la fièvre, furent les seuls troubles qui rappelaient l'infection enrayée. Ces douleurs, qui depuis le printemps allaient en diminuant, s'aggravèrent de nouveau avec des caractères différents de ceux du début. Tandis que d'abord il y avait des douleurs sourdes et qui continuaient avec de rares exacerbations sous forme d'accès aigus, au niveau de l'hypochondre gauche, il commençait à y avoir de fortes douleurs lancinantes irradiant de l'épigastre à tout l'abdomen sans altérer les fonctions digestives et provoquant, bien que rarement, des phénomènes d'étranglement (Stranguria).

« Il me semblait alors, dit le malade, peu intelligent, que j'avais une tumeur dans le ventre, mais la douleur passée je ne m'en souciais plus et continuais mes travaux habituels. Ce n'est qu'en automne 1888, souffrant de plus en plus, que j'ai eu recours à l'art médical » — et alors j'eus l'occasion de le voir.

Homme très grand, squelette régulier, masses musculaires médiocrement developpées, panicule adipeux peu épais. Peau blanche terreuse et habituelle des paludéens ; rien dans le thorax. Poumons et cœur sains. Dans la cavité abdominale rien à constater. Les parois du ventre sont plutôt flasques. Au palper on sent très facilement, très superficiellement un corps de consistance moyenne qui en se déplaçant de l'arc costal gauche descend dans la région iliaque et ombilicale. Ce corps est mobile, à surface lisse (en palpant attentivement on semble percevoir au milieu une petite incisure). Tumeur à forme presque ovale dirigée de haut en bas et de dehors en dedans. Cette tumeur, qui, à la percussion, donne une matité presque uniforme, mesure : diamètre maximum 13. 5, Diamètre minimum, 9. C'est un corps facilement déplaçable surtout dans sa partie inférieure, soit avec les mains, soit en relevant le bassin, on peut la refouler sous les côtes, mais son bord dépasse néanmoins de 2 centim.

Au simple palper, on ne peut s'assurer si le corps mobile en question suit le mouvement du diaphragme. Mais en introduisant l'aiguille de Pravaz et en faisant en même temps faire des inspirations exagérées, on observe dans la seringue un léger mouvement de va-et-vient en rapport avec le mouvement respiratoire.

Dans la région occupée normalement par la rate, on perçoit une sonorité nette. Rien d'anormal dans le reste du ventre. Le foie est dans des limites normales.

Point d'hypertrophie ganglionnaire ni dans le ventre, ni dans les régions inguinale, axillaire, cervicale.

Urine jaune paille 1016 ; pas d'albumine ni sucre.

Diagnostic évident est celui de rate mobile, sans aucun doute, quelle que puisse être la rareté du cas. Il ne peut s'agir d'un rein mobile.

Obs. 21. — Cas de E. Lambotte. *De l'ectopie de la rate* (*Annales de médecine et de chirurgie*. Bruxelles, 1889, fasc. I). — L'ectopie splénique est considérée comme une affection d'une extrême rareté ; aussi me paraît-il de quelque intérêt d'en signaler un cas que j'ai eu l'occasion d'observer.

Il se rapporte à Mme P..., qui vint me consulter dans le courant de l'année 1888, parce que sa santé s'était altérée depuis environ deux mois. Le mal avait débuté par une sensation inaccoutumée et grandissante de faiblesse et d'apathie. Le moindre exercice ne s'effectuait qu'au prix d'un effort de volonté et d'une fatigue hors de proportion avec le travail accompli.

Ces symptômes s'accompagnèrent bientôt d'un malaise indéfinissable que la patiente s'efforçait d'exprimer, à la manière des hypocondriaques, par toutes sortes de comparaisons bizarres.

Des troubles digestifs, consistant en anorexie, constipation, digestions pénibles, décidèrent enfin la pauvre malade à demander à l'art un remède à ses maux.

A défaut d'autres symptômes, les accidents accusés par la patiente n'avaient qu'une signification bien problématique, et il m'eût été fort difficile de les rapporter à autre chose qu'à une affection des voies digestives, si l'exploration physique ne m'avait fait découvrir dans l'abdomen une tumeur dont Mme P... n'avait point signalé l'existence, la croyant étrangère à son mal et sans intérêt pour le diagnostic actuel; elle se savait porteur de cette production morbide depuis de longues années et n'en avait jamais souffert.

Naturellement je ne partagai pas son opinion sur ce point, et me livrai à un examen minutieux de la tumeur.

Celle-ci occupait la fosse iliaque gauche. Son volume la rendait comparable à un gros rein ; sa forme augmentait l'analogie avec cet organe; on sentait en dehors et un peu en arrière, un bord lisse et arrondi ; en avant, quelques saillies irrégulières donnaient l'illusion d'un hile. La consistance rappellait la fermeté ordinaire du rein.

La tumeur était très mobile, elle fuyait aisément sous la pression de la main exploratrice, et se déplaçait vers le flanc droit lorsque la malade se couchait de côté. En faisant étendre celle-ci sur le dos, avec élévation du bassin, la tumeur gagnait les régions supérieures de l'abdomen.

L'examen gynécologique ne me fournit aucun renseignement utile.

Il eût été difficile, en présence de cet ensemble symptomatique, de ne pas croire à une ectopie rénale, et j'y crus.

Toutefois, ce diagnostic ne fut pas confirmé par l'exploration de la région lombaire. L'examen comparatif des deux moitiés du dos le montrait parfaitement symétrique.

La percussion et la palpation ne me furent d'aucun secours à cause d'un certain embonpoint du sujet. D'autre part, la malade n'avait jamais éprouvé de douleur à ce niveau, pas plus, d'ailleurs, qu'à l'endroit occupé par la tumeur.

Mais, comme ces symptômes négatifs n'excluent pas la possibilité d'une ectopie rénale, je persistai dans ma manière de voir et prescrivis un traitement en conséquence.

Peu de temps après, je perdis ma malade de vue, mais trois mois plus tard elle vint à nouveau me consulter. Elle avait essayé successivement plusieurs traitements infructueux.

Lorsque je la revis, je fus frappé du changement qui s'était fait en elle ; la fraîcheur de son teint avait fait place à une pâleur mortelle, son embonpoint à une maigreur presque cachectique,

La tumeur avait notablement augmenté de volume et était aussi grosse qu'une tête de fœtus; elle n'était point douloureuse.

La gravité de l'état général indiquait une intervention active. Avais-je à faire à un carcinome du rein en ectopie? C'est l'hypothèse qui me parut la plus probable et je me mis en devoir de la vérifier.

Je procédai donc sans retard à l'examen des urines et, afin de faire une observation plus complète, je fis également l'examen microscopique du sang.

Cette dernière exploration modifia du coup ma première impression et me tira complètement d'incertitude.

Le sang contenait une forte proportion de globules blancs (1 sur 10 environ); ma malade était leucémique.

Je n'en pus douter, la tumeur dont j'avais constaté la présence dans la fosse iliaque gauche devait être la rate déplacée et hypertrophiée. Et, en effet, en m'assurant par la palpation et la percussion que cet organe était absent de son siège normal, je pus acquérir la conviction que la tumeur en question était bien la rate en ectopie.

Cette fois, mon exploration fut favorisée par la maigreur de la malade; je pus sans peine constater et l'absence de matité splénique et la présence des reins à leur place habituelle.

Ma malade se refusa à toute intervention opératoire et subit quelques jours plus tard le sort de tous les leucémiques.

La coïncidence de l'ectopie splénique avec la leucémie dans le cas particulier que je viens de rapporter n'est pas dépourvue d'intérêt; elle est, je crois, sans précédent dans la science.

B. — Rates ectopiques observées en vie, non diagnostiquées.

Obs. 22. — Cas de Verga (in Kuchenmeister. *Gazz. med. di Milano*, t. XI, n° 2). — Femme de 58 ans ayant reçu un coup violent il y a trois ans dans l'hypocondre gauche.

La rate était tombée dans la partie gauche du ventre. Veine et artère spléniques oblitérées, parenchyme spongieux, rouge, jaunâtre; concrétions calcaires au niveau du hile.

Lésions de péritonite chronique, périsplénite.

Cette dislocation ne donna lieu à aucun symptôme important, à peine quelques tiraillements dans la position debout. (D'après Henoch. *Klin. der Unterleibs*, V., n° 2, p. 7.)

Obs. 23. — Cas de Malacarne (*Journ. univ. des sc. méd.*, 1820, XVII, 18). — François P..., âgé de 30 ans, de mauvaise constitution, hypocondriaque, détenu à la maison de force de Padoue, fut pris pendant l'année 1810 de plusieurs accès de fièvre intermittente entretenue par l'engorgement des viscères du bas-ventre et surtout de la rate. Dans le cours de l'hiver de 1811 il fut pris d'un rhume de poitrine avec fièvre qui exaspéra en même temps les douleurs abdominales. La digestion était mauvaise, il y avait de la toux de la difficulté de respirer, tantôt diarrhée et tantôt constipation quoique passagères; urines rares.

Troubles et toujours le sentiment d'un poids très incommode dans l'hypochondre gauche, nausée, vomissements. Couleur de la peau jaunâtre, faiblesse générale, etc.

Le malade se remit médiocrement suivant un traitement régulier.

Il fut attaqué de nouveau, en mai 1812, de fièvre lente, de coliques, qui se firent continuellement sentir dans la région de l'estomac avec météorisme du bas-ventre et suppression de l'urine; émétique, fomentations sur le bas-ventre, lavement huileux. Le quatrième jour, fièvre el douleur un peu calmées, météorisme diminué, nausées persistent avec rareté des urines et constipation; le sentiment d'un poids incommode dans la région ombilicale augmentait d'intensité.

L'exploration indiquait entre l'ombilic et la vessie une large tumeur peu douloureuse, mobile de droite à gauche, chaque fois que le malade remuait la totalité du corps, il y avait aux deux cuisses un gonflement œdémateux et la sensation d'un fourmillement aux extrémités inférieures; tout cela forçait le malade à se tenir couché sur le ventre afin de se débarrasser de cette incommodité.

Malgré le traitement institué, le marasme devint extrême et le malade succomba le 6 juin de la même année.

A l'ouverture du cadavre, on trouva beaucoup de lymphe épanché dans les deux côtés de la poitrine. En ouvrant le bas-ventre je fus surpris de ne pas découvrir sur le champ la rate qui était considérablement augmentée et de trouver le foie dans l'état naturel. En poursuivant l'examen de l'autre viscère, je trouvai la rate profondément enfoncée dans la cavité du petit bassin d'où je ne peux la retirer à cause des fortes adhérences membraneuses et vasculaires qu'elle avait contractées avec la vessie et le rectum.

L'épanchement trouvé dans la poitrine rend raison de la toux, de la dyspnée et de la rareté des urines. Le sentiment d'un poids incommode, les nausées, la fréquence des vomissements étaient, il n'y a point de doute, causés par le violent tiraillement de l'estomac, entraîné par le poids de la rate avec laquelle elle est adhérente.

La rate ayant augmenté de volume et de poids fut entraînée en bas et fournit une tumeur large et mobile située à la région ombilicale, laquelle, comprimant les viscères qu'elle recouvrait, forçait le malade à se coucher sur le ventre.

Obs. 24. — Cas de Veiel (in Küchenmeister). (*Würtemberger correspondenzblatt*, vol. V, nº 16 et 19, 1837.) — Femme de 57 ans, mère de quatre enfants; depuis l'âge de 51 ans, a vu son ventre se développer et atteindre le volume de celui d'une grossesse à terme. La malade, amaigrie, cachectique, se plaignait d'œdème des pieds, de points dans le côté gauche, accentués par le mouvement, de douleurs, de crampes, de tiraillements dans le ventre, de selles irrégulières, d'inappétence, de nausées, d'anxiété, de respiration courte, de toux nerveuse, de châleurs avec exacerbations vespérales.

Examen : Tumeur solide, s'élevant de la profondeur du bassin dans le côté gauche jusque sous le revers des fausses côtes, assez bien délimitée.

En dedans, on trouvait ses limites à la ligne blanche. On pouvait, pour ainsi dire, la saisir à travers l'abdomen, et quelquefois la déplacer.

La tumeur fut prise pour un kyste de l'ovaire. La mort survint par ascite, inondation généralisée (suffusion séreuse). La tumeur très vasculaire n'était autre que la rate hypertrophiée. Longueur, 11 cent. ; largeur, 6 cent. ; épaisseur, 3 cent. ; poids, 7 livres.

Il y avait de nombreuses adhérences, la rate avait refoulé tous les organes.

OBS. 25. — Cas de DIETL (in KÜCHENMEISTER). — Femme de 40 ans. On sentait dans l'abdomen transversalement au-dessous de la dernière lombaire une tumeur douloureuse à la pression, mobile en tous sens, dure, ovale, dont l'examen plus précis était impossible.

A L'AUTOPSIE : rate transversalement placée sur les trois dernières vertèbres lombaires, recouverte de quelques anses intestinales. Longueur 8 cent., largeur 4 cent. épaiss. 4 cent. Hile tourné en haut. Bord convexe en bas. Surface lisse, dure, mobile en tous sens.

Pas trace de ligament phreno-splénique. Le ligament gastro-splénique mince, fragile, long de plus de 6 pouces, s'étendait de l'estomac très dilaté, profondément situé par sa partie porte, normalement par sa partie splénique à la partie supérieure de la rate.

Le tissu en était rouge sombre, brunâtre, ferme, non élastique et à le coupe présentait une surface sèche. Capsule épaisse très peu ridée. L'S iliaque est profondément tombé dans le bassin, le remplissant, situation du côlon ascendant et transversal normale.

La place de la rate est entièrement et complètement comblée par l'angle du côlon.

OBS. 26 (résumée). — *Étranglement du côlon par une bride épiploïque au bout de laquelle se trouvé une rate supplémentaire.* BAIMBRIGCE (*London medical Gazette*, 1846, t. XXXVIII, p. 1052). — H..., de 53 ans, entré à Nosthern hôpital le 5 mai 1885, pour une fracture simple de la cuisse gauche consécutive à une chute de cheval. Au bout de 2 à 3 jours, il se plaint d'une douleur dans le dos, calmée par la pose d'un oreiller sous les reins. Le soir l'abdomen se tuméfie, il y a du tympanisme, un lavement et de l'huile de ricin ne sont suivis d'aucune garde-robe, bien que le malade n'ait pas eu de selles depuis l'accident. Émission de gaz par l'anus.

Le 8 mai, le tympanisme persiste, il y a des vomissements, du hoquet, le facies est tiré, le pouls accéléré aism fort, la soif est grande. Un lavement d'eau chaude térébenthinée est porté très haut avec une longe sonde.

Il est rendu presqu'immédiatement sans ramener de matières mais il détermine l'expulsion par l'anus de gaz, ce qui soulage le malade, 5 grains de calomel toutes les 3 heures arrêtent les vomissements sans cependant amener d'évacuation.

Une forte dose d'huile de ricin et de térébenthine est répétée presqu'immédiatement ; l'état devint plus mauvais ; il y a du hoquet et des vomissements.

Le 10 mai, un deuxième grand lavement d'eau chaude térébenthinée ramène une grande quantité de matières fecales liquides et noirâtres. Les vomissements et le hoquet continuent cependant et le 12 mai, le malade meurt ayant eu de la rétention d'urine, et de la tympanite sans douleurs abdominales.

A l'autopsie, on ne trouve aucune trace de péritonite. Il existe, couchée sur le pelvis, une petite tumeur du volume d'un œuf de canard, adhérente au grand épiploon qu'elle tire en bas, formant une bride qui comprime le côlon à sa jonction avec le rectum. C'est, comme le montre l'examen microscopique une rate supplémentaire comprise entre deux feuillets d'épiploon et nourrie par une des branches de l'artère splénique qui se divise en deux, une pour chaque rate.

Obs. 27. — Cas de Buss. *Displacement of the spleen in connexion with the Hamorrhagic. diathesis.* (*Med. Tim.*, 7 novembre, p. 530, in *Virchow. Hirsch. 6 Jahresbericht*, 1868, VI, p. 157.) — Le malade, âgé de 20 ans, de belle constitution, aux lèvres pâles, à la mine gaie, aimable, souffre depuis longtemps de névralgies dentaires. Il y a un an, il dut se faire enlever la première molaire inférieure gauche, dont l'extraction fut suivie d'une forte hémorrhagie. M. Buss, appelé à cet effet, ordonna le tamponnement de la cavité alvéolaire avec de la charpie imbibée de perchlorure de fer, ce qui arrêta le sang. La nuit se passa tranquillement. Le lendemain pendant le repas, l'hémorrhagie recommença.

M. Buss appliqua alors le fer rouge et fit un nouveau tamponnement, l'hémorrhagie se calma jusqu'au soir où elle se renouvela avec la plus grande intensité. Sur le désir de la mère, le malade fut transporté au London-Hospital. Là on renouvela les tamponnements, la compression et on prescrivit de la quinine et du fer à hautes doses. Au bout d'une semaine, le malade s'était complètement remis, et pendant un an il ne se répéta plus d'hémorrhagie. Un dimanche soir le malade ressentit subitement une violente douleur dans la hanche qui lui permit à peine de rentrer seul à la maison. Deux jours après M. Buss fut appelé, il trouva le patient couché au lit, les jambes pliées, exprimant de l'angoisse sur son visage. Pouls plein et rapide; constipation, urine rare et trouble; peau sèche. Douleurs vives spontanées et à la pression dans la fosse iliaque gauche où l'on sentait une tumeur. Les symptômes s'aggravèrent rapidement, survint du collapsus, des vomissements, la constipation persista, et le sixième jour de la maladie la mort arriva.

L'autopsie fut pratiquée 24 heures après le décès.

Corps assez bien nourri mais très anémié ; rigidité cadavérique à peine marquée.

Organes thoraciques vides de sang, mous, sans altérations particulières. Dans la cavité abdominale, une assez grande quantité de sang coagulé. Foie, reins, péricarde et intestins normaux. La rate était située sous le muscle iliaque gauche dans la fosse iliaque. Elle avait presque le double du volume normal ; molle, de coloration sombre, elle présentait sur son bord interne, plusieurs points de rupture. Cette donnée indiquait que toute la maladie était due à la rupture splénique, et à l'hémorrhagie consécutive.

Comme cause de la rupture, Buss pense qu'il faut admettre une splénite sous la dépendance de la diathèse hémorrhagique et considère le déplacement comme congénital.

Antécédents. — Le père du malade est mort à 31 ans de phtisie pulmonaire. L'enfant avait alors un an. En dehors du malade, il y avait encore quatre enfants, qui moururent deux, de tuberculose pulmonaire, un, d'une autre affection cachectique, un, de variole. La mère est encore vivante et en bonne santé ; elle raconte que son fils défunt avait à tout instant une tendance particulière aux hémorrhagies difficiles à arrêter, une fois il lui fallut appeler un chirurgien pour calmer une hémorrhagie gingivale, des plus rebelles. Elle croit aussi se rappeler que le malade aurait présenté, une fois des symptômes de fièvre intermittente.

Obs. 28 (résumée). — *Rate énorme mobile. Torsion du pédicule. Mort. Pas d'intervention.* King (*Medical Record*, New-York, 1876, t. XI, p. 347). — Femme de 31 ans, habitant un quartier paludéen de New-York. Il y a dix ans, elle a souffert de fièvres palustres avec anarsaque et ascite d'une durée de neuf mois. Il y a six ans, elle réaccouche d'un enfant qui meurt au bout de deux mois avec une tuméfaction de la rate. Quelque temps après elle perd de la même manière un autre enfant. Il y a trois années et demie elle accouche normalement de son septième enfant. Rien de particulier à ce moment, mais trois mois après elle est prise de douleurs vives dans la région splénique et constate la présence d'une tumeur qu'elle compare à une tasse à thé. On pense à une affection de la rate. Cette tumeur se développe en bas et à droite, affectant une forme variable, tantôt ronde, tantôt ellipsoïde, tombant vers la droite lorsqu'elle se tourne de ce côté. On la traite à Chicago pour une tumeur utérine. Au moment des règles, la tumeur augmente de volume pour diminuer ensuite. Depuis trois mois elle s'affaiblit, souffre de douleurs dans l'hypocondre droit, tant qu'elle est obligée de garder le lit.

Le 24 septembre 1875, elle entre à l'hôpital du Mont-Sinaï. Elle a, à ce moment des selles sanguinolentes (c'est une hémorrhoïdaire), de l'amaigrissement, de l'affaiblissement, des sueurs nocturnes et de la fièvre. De temps à autre, elle a des épitaxis. On pense à un lymphadénome de l'épiploon.

La tumeur a le volume d'un utérus à terme ; elle est dure, élastique, mate, parfaitement mobile, présente au milieu de son bord supérieur une encoche profonde et en bas une forme arrondie. L'utérus est mobile, indépendant de la tumeur. Les membres inférieurs sont œdématiés. Pas de cylindres urinaires, mais un peu d'albumine. Les avis sont partagés entre un adénosarcome de l'ovaire gauche et une rate augmentée de volume.

Le 3 décembre, nouvelle consultation. La tumeur a la forme d'un croissant à concavité en haut et à gauche, à convexité en bas et à droite. Son bord inférieur présente deux incisures qui rappellent celles du foie. Pas de matité splénique dans l'hypocondre. Pas de leucocythémie.

Le 18, la malade est très affaiblie par suite d'épitaxis répétées. Elle meurt le 27.

A l'autopsie, on trouve une rate énorme et tordue, le hile est en haut et à gauche. La surface de l'organe est lisse, sa consistance solide, son poids d'environ douze livres. Le foie est granuleux. Il y a dans l'abdomen un peu de liquide ascitique.

Obs. 29. — Cas de Frederick C. Schattuck. *Rate mobile non opérée.* (*Boston med. and surg. J.*, XCIX, 8, 9, p. 236, 272, 1878. In *Schmidt's Jahrb.*, 1879, t. 181, p. 200.) — Le malade, un jeune boulanger, habita pendant un certain temps une contrée, où régnait la malaria ; il ne remarqua cependant jamais qu'il eût à souffrir de manifestations paludiques, avant son affection splénique il ne souleva rien de lourd, et ne reçut aucune blessure qui puisse avoir quelque rapport avec le développement de sa tumeur. Il fut réveillé brusquement une nuit, après s'être couché bien portant, par des douleurs dans l'hypocondre gauche, et remarqua l'existence d'une tumeur dans le bas-ventre. La douleur était vive et forçait le malade à se tenir recroquevillé sur le côté gauche. Dans les inspirations profondes et la flexion de la cuisse gauche, elle était plus accentuée, elle persista cinq jours et se calma, si bien que le patient reprit ses occupations. Au bout de quelques jours cependant les phénomènes douloureux réapparurent dans la nuit, se calmèrent ensuite, et reprirent dans la nuit, suivante.

M. Schattuck trouva le malade sans fièvre, avec une tuméfactton du côté gauche causée par une tumeur insensible, lisse, solide, nettement délimitée, dont le bord inférieur se trouvait à la hauteur de l'épine iliaque antérieure et supérieure. Cette tumeur entière pouvait être repoussée en haut, jusque dans la région splénique et n'était que très peu mobile dans les autres directions. Dans le décubitus latéral droit, le bras droit relevé sur la tête, on constatait, à la percussion une zone de matité nette au niveau de la tumeur, et une sonorité complète dans la région spléniqee. Entre les deux régions lombaires de chaque côté et en arrière, la percussion, la palpation ne révélaient aucune différence soit dans la position debout, soit dans le décubitus abdominal. Il n'y avait ni hypertrophie ganglionnaire ni symptômes d'anémie.

M. Schattuck, diagnostiqua une hypertrophie de la rate avec déplacement et prescrivit de la liqueur de Fowler, pour amener la diminution de l'organe. Le malade ne suivit pas l'ordonnance et continua à travailler, sans être autrement incommodé par sa tumeur qui devint ultérieurement moins mobile, par le développement probable d'adhérences.

M. Schattuck, admet que la tumeur splénique est sous la dépendance du paludisme, bien, que le malade n'ait jamais eu d'accès paludéens bien nets.

N. B. — En 1877. L'auteur publie l'autopsie de son malade :

La rate était normale, le ligament gastro-splénique ne permettait des mouvements que dans une limite de deux pouces.

Le rein gauche recouvert de péritoine non seulement en avant mais en arrière avait un véritable meso qui lui permettait d'être déplacé jusqu'à la ligne médiane. Cancer du rein généralisé.

Obs. 30 — Cas de J. G. Somer. Inaug. Diss. Gröningen, 1880 (*Centrabl. fur chir.*, 1881, p. 171). — G. v. d. B..., âgée de 17 ans, admise le 21 août à l'hôpital, fut affectée dès l'âge de 8 ans pendant 2 ans et demi de fièvre intermittentente tierce.

En 1876, à l'automne, elle ressentit des douleurs abdominales plus accusées dans les mouvements violents. On trouva une tumeur peu douloureuse, non mobile, solide, qui occupait la région pubienne et iliaque droite. Avec quelques difficultés on pouvait insinuer la main sous le bord supérieur tranchant bosselé de ci de là. On pouvait sentir au toucher le cordon vasculaire. A la percussion, une petite matité hépatique entre les neuvième et dixième côtes. Place habituelle, quoique un peu en arrière.

Dans la région rénale gauche : son tympanique.

Lorsque le 11 février 1878, elle mourut d'une phtrysie, on trouva le rein gauche refoulé jusque dans la ligne axillaire postérieure où il occupait presque la place de la rate tandis que celle-ci en dégénérescence amyloïde et augmentée de volume se trouvait dans la région iliaque droite adhérente à la branche horizontale du pubis.

Obs. 31. — *Rate leucémique déplacée, causant la mort par obstruction intestinale.* Collins (*Brit. med. J.*, London 1882, T. I, p. 458). — Le 15 février j'étais appelé par dépêche pour accoucher madame K. P..., âgée de 36 ans. Je trouvais une malade émaciée, à teint cireux, ayant un pouls faible et rapide, de la dyspnée, des vomissements fécaloïdes incessants. Il n'y avait pas de grossesse, mais on trouvait dans la fosse iliaque gauche et dans la portion avoisinante du flanc une tumeur dure dont le bord supérieur bien limité répondait à une ligne tirée de l'ombilic à la crête iliaque. Le foie était visiblement augmenté de volume. Quarante-huit heures après la malade mourait. Des purgatifs et des lavements étaient restés sans résultat.

Autopsie. — La fosse iliaque et la moitié inférieure du flanc sont à gauche occupées par la rate dont la face interne regarde en avant, l'externe en arrière. Les ligaments suspenseurs et gastro splenique sont très allongés. Cette rate déplacée pèse 21 livres 11 onces ; par suite de la présence d'une scissure à direction verticale sur sa face externe, elle avait une apparence bilobée, à la coupe elle avait un aspect rouge brunâtre, homogène et exsangue. Les intestins et l'épiploon étaient refoulés à droite, une partie du côlon et de l'anse sigmoïde se trouvait comprimée et le calibre de l'intestin était effacé à ce niveau.

Le foie pesait 5 livres 5 onces et présentait une infiltration leucémique blanc grisâtre. Infiltration analogue du rein.

Pas d'engorgement ganglionnaire.

Rien de particulier à noter dans les antécédents sinon de la pauvreté, de la malpropreté et une chute quelques mois auparavant. La malade souffrait d'une douleur dans le côté depuis l'automne précédent. Collins pense que la cause du déplacement de cette rate leucémique a été une chute, que par suite de son poids et aussi de l'hypertrophie concomittante du foie elle est descendue de plus en plus bas dans l'excavation jusqu'à comprimer l'anse sigmoïde et à causer ainsi l'occlusion et la mort.

Obs. 32. — W. Körte. Présentation d'une pièce de rate ectopique à la « Réunion libre des chirurgiens de Berlin, séance du 13 mars 1892 (*Berlin. Klin. Woch.*, 1893, p, 902). — Je vous présente une pièce d'autopsie, une rate mobile dont le pédicule s'est tordu et a occasionné un iléus en comprimant sous lui une anse intestinale.

Voici brièvement l'histoire clinique du cas : Une femme de 32 ans remarquait déjà depuis quelques années une tumeur flottante dans la partie gauche de l'abdomen. Examinée par différents gynécologues elle fut traitée pour une rétroflexion utérine, et sa tumeur fut toujours considérée comme un rein mobile gauche.

A la suite d'un nouvel examen gynécologique et de l'application d'un pessaire elle tomba malade le 22 février 1892, ressentant de violentes douleurs dans le ventre. Les collègues s'assurèrent que le pessaire était bien en place et que l'utérus n'était nullement en cause ; par la même occasion on imprima différents déplacements à la tumeur, on la repoussa avec certaine force en bas sans cependant déterminer de douleurs pendant toutes ces manipulations. La nuit suivante survinrent des douleurs insupportables qui nécessitèrent de fortes doses de morphine.

Du 25 au 26, la tumeur, antérieurement de la grosseur d'un petit poing, augmenta considérablement de volume. Le 27 février je vis la malade. Elle était pâle, le pouls était rapide. L'abdomen ballonné, on avait l'impression d'une hémorrhagie interne.

La sécrétion urinaire se trouvait très diminuée, circonstance qui fortifia le confrère, étant déjà donné le diagnostic antérieur « Rein mobile », dans l'idée d'une hydronéphrose.

A l'examen je trouvais dans le côté gauche une tumeur qui s'étendait vers la ligne médiane jusqu'à la ligne blanche, en dehors jusqu'à la ligne axillaire, en bas jusqu'à l'entrée du bassin, en haut jusqu'au rebord costal. Elle était très sensible, dure, ne présentait point de fluctuation.

Derrière la tumeur vers les lombes, je constatais encore la sonorité intestinale, de sorte que, même avant la ponction, j'excluais toute idée de tumeur rénale !

Je fis cependant une ponction et ne ramenai que du sang. Il ne s'agissait donc nullement d'hydronéphrose. Il était impossible de faire un diagnostic certain; je pensais qu'il s'agissait peut-être d'un kyste du mésentère ou d'un kyste de l'épiploon, dans lequel se serait fait une hémorrhagie expliquant l'état grave de la maladie.

La sécrétion urinaire, je ferai remarquer, bientôt après se rétablit assez abondante. La malade se remet un peu. La tumeur devint plus dure, plus ferme, si bien que nous crûmes qu'il s'agissait d'un extravasat sanguin en voie de résorption. Le 5 mars seulement survinrent les éructations et bien vite après les symptômes péritonitiques. On fit alors des lavages intestinaux, on place une canule élevée dans le rectum par laquelle s'évacuèrent gaz et matières. Tout d'abord la malade éprouva du soulagement mais qui ne fut que passager. Les intestins se ballonnèrent d'une façon considérable et la malade mourut le 8 mars de péritonite et de collapsus.

L'autopsie révéla des particularités des plus intéressantes. Tout d'abord il existait une péritonite manifeste avec exsudat putride en abondance comme on s'y attendait d'après les symptômes. La tumeur qui avait quelque peu diminué pendant le traitement était la rate que je vous présente. Elle s'était tordue sur son axe de deux tours et demi, de sorte que le pédicule était absolument tordu. Les vaisseaux du pédicule sont durs au toucher.

A la coupe on voit tous les vaisseaux du pédicule thrombosés. La rate était fixée à sa place par des adhérences solides situées en haut et en bas à droite. Au-dessous de l'extrémité supérieure de la rate entre les adhérences et le pédicule tordu se trouvait une anse intestinale fortement étranglée présentant déjà un point de gangrène au niveau du sillon de compression. De là venait la péritonite.

Ce cas est très intéressant. Jusqu'ici on n'en a observé que deux semblables, où une rate mobile se soit tordue sur son axe, où un infarctus hémorrhagique de l'organe soit survenu et où l'intestin ait été étranglé au point d'amener un ileus.

C. — Rates ectopiques trouvées a l'autopsie

Obs. 33. — Cas de Manfredius. (Morgagni, de *sedibus et causis*, épist. 39, art. 42.) — Homme : Rate, longueur et largeur 12 doigts, épaisseur 5 doigts, poids 3 livres, logée dans la région inguinale droite, reliée à l'estomac par une corde de 2 pouces d'épaisseur, contenant les vaisseaux dilatés, les vaisseaux courts dilatés admettant l'index.

Obs. 34. — Cas de Rokitansky (I) (In Küchenmeister. Ueber Wandermilz. *Ztschr. f. med. Chir. und Geburtshilfe*, Leipzig 1864, p. 323, 372,

420.) — Femme 34 ans, enceinte. Sur l'os iliaque droit relié par un pédicule tordu se trouvait la rate, présentant son hile regardant en haut et en dehors. Elle avait 6 centim. de long, 3 centim. de large.

Épaisseur, présentait plusieurs incisures calleuses. En deux points la rate présentait des dépôts calcaires; consistance molle d'ailleurs; capsule épaissie; elle adhérait en haut à l'épiploon, en bas au ligament large, au-dessus de la trompe, au péritoine recouvrait le muscle iliaque; le pédicule s'étendait de l'hypocondre gauche obliquement à la région iliaque droite. Il était formé par le pancréas formant trois tours de spirale autour des vaisseaux spléniques, le pancréas de ce fait était tellement tiré qu'il avait une longueur de 10 centim. L'artère splénique par torsion et tiraillement était de calibre très restreint, par place impénétrable. Les veines sortant du hile et le tronc de la veine splénique étaient oblitérés dans une étendue de 4 centim.

Obs. 35. — Cas de Rokitansky (II) (In Küchenmeister). — Femme de 46 ans, marastique. La rate fixée à un long pédicule était tombée profondément dans la région iliaque gauche, adhérente à une corde épiploïque. Elle était petite et ratatinée.

Obs. 36. — Cas de Rokitansky (III) (In Küchenmeister). — Femme, 69 ans, marastique, folle. La rate logeait à gauche à l'entrée du bassin, adhérente par des fausses membranes à l'S romanum. Elle pendait au ligament gastro-liénal, plusieurs fois tordue sur elle-même. Artère splénique tordue, à paroi mince en partie oblitérée, idem les veines. La rate avait la grosseur d'un œuf de dinde. Capsule épaisse, présentant parfois des incrustations calcaires. Le parenchyme se présentait sous un aspect jaune rougeâtre, de consistance pâteuse, rappelant l'infarctus.

Obs. 37. — Cas de Zucchi. (*Gazz. med. ital. lomb.* Milano, 1848, p. 151-153.) — Au cours d'une autopsie médico-légale, Zucchi trouva une rate tombée dans la région iliaque gauche. Convexité en bas, concavité en haut dirigée en direction oblique à l'axe du corps.

L'extrémité droite et basse est près du pubis, volumineuse : 40 centim. de longueur, 14-15 centim. de large, 9 centim. de grosseur, 3 kil. de sang dans la cavité abdominale. Sérosité avec caillots fibrino-cruoriques.

Reliée à son siège antérieur par un cordon tourné en spirale, formant un pédicule formé par l'épiploon atrophiée, la partie gauche du pancréas.

La partie cardiaque de l'estomac était tiraillée de ce fait. Dans l'intérieur de ce pédicule, de 12 à 13 centim. de longueur et d'un diamètre de 2 centim., se trouve veine et artère spléniques; artère dilatée.

La malade, pauvre, de conditions misérables, avait de temps à autre la malaria et avait l'aspect cachectique. La cause de cette chute : et de cette hémorrhagie était un coup de bâton porté sur le flanc gauche de haut en bas, propagé à la rate, et communiqué aux vaisseaux, déjà dilatées et tordus. L'hémorrhagie vient sûrement des vaisseaux courts qui ont donné une hémorrhagie lente et je suis enclin à croire le déchiremeent de quelques troncs veineux au point où ils vont former leur réunion avec la veine mésentérique, parce que l'artère était vide de sang et que le sang épanché était plus veineux qu'artériel.

Tous les organes de l'estomac présentent des dégénérescences consécutives à la malaria.

Obs. 38. — Cas de Babesiu. *Allgem. Wien. med. Zeitung.*, 1879, t. 22, p. 347 (« In *Deutsche Chirurgie* » n° 45, 1890. Ledderhose). — La rate se trouvait pour la plus grande partie dans la région inguinale gauche et s'étendait du côté droit jusqu'au petit bassin. Elle était adhérente de tous les côtés sauf dans une partie large comme un écu correspondant au milieu de sa surface inférieure. Elle formait une cavité fermée constituée avec le cul-de-sac de Douglas et remplie de pus putride. Le ligament gastro-splénique était tordu trois fois autour de son axe longitudinal ; l'artère et les veines se trouvaient, en partie, oblitérées. Le parenchyme de la rate était transformé en une masse gris rougeâtre putride dans laquelle nageait les débris de la pulpe dégénérée. Entre le ligament gastro-splénique tendu et la colonne vertébrale existait une fente dans laquelle s'était étranglée une anse intestinale. Il y avait de la péritonite.

Obs. 39 (résumée). — *Rate mobile. Autopsie.* Klein. *Münch. med. Woch.*, 29 octobre 1889, n° 44, p. 751.) — F..., 63 ans, morte d'une affection pulmonaire aiguë.

A l'*autopsie*, la portion pylorique de l'estomac se trouve au niveau des épines iliaques antéro-supérieures, un peu à droite de la ligne médiane, de la tête du pancréas et du bord inférieur de la grande courbure part vers le petit bassin un cordon du volume du pouce tordu une fois sur son axe vers la gauche. Ce cordon va en hile de la rate dont la convexité inférieure répond à l'espace utéro-vésical. Pas d'adhérence de la rate avec les organes du bassin. L'estomac et le colon tranverse sont de même abaissés. La rate déplacée pesait 340 grammes.

CONCLUSIONS

I. — La mobilité dans les déplacements de la rate, congénitaux et acquis, n'étant pas un phénomène constant nous proposons de substituer aux dénominations habituelles celle d'*Ectopie splénique*.

II. — L'ectopie de la rate est une affection passée dans le domaine de la chirurgie.

III. — Elle est une maladie presque exclusivement du sexe féminin. On la rencontre par exception chez l'homme.

IV. — Elle peut être congénitale ou acquise ; dans les deux cas, à une certaine période de son évolution, elle détermine les mêmes accidents ; au point de vue clinique et thérapeutique, il n'y a point de distinction à établir.

V. — Elle se caractérise par des symptômes fonctionnels et physiques qui permettent d'affirmer son existence et de la différencier des maladies qui peuvent la simuler.

VI. — Son pronostic est en général bénin et n'est aggravé que par l'intercurrence de complications.

VII. — Le traitement médical est insuffisant pour obtenir la guérison.

VIII. — La splénectomie justifiée par les recherches expérimentales, et par ses succès chez l'homme, est le seul traitement rationnel et curatif.

IMPRIMERIE LEMALE ET Cie, HAVRE

À LA MÊME LIBRAIRIE

IMPRIMERIE LEMALE ET Cie, HAVRE